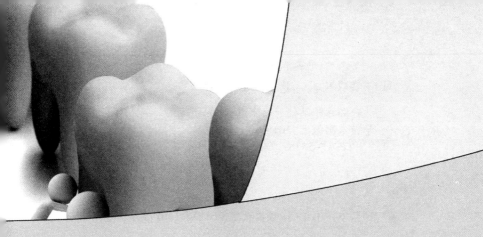

当代口腔
诊疗基础与临床进展

丁广存　著

U0344901

吉林科学技术出版社

图书在版编目（CIP）数据

当代口腔诊疗基础与临床进展 / 丁广存著. -- 长春:
吉林科学技术出版社, 2018.6
ISBN 978-7-5578-4640-4

Ⅰ.①当… Ⅱ.①丁… Ⅲ.①口腔疾病—诊疗 Ⅳ.
①R78

中国版本图书馆CIP数据核字(2018)第140215号

当代口腔诊疗基础与临床进展

出 版 人　李　梁
责任编辑　孟　波　孙　默
装帧设计　陈　磊
开　　本　850mm×1168mm　1/32
字　　数　216千字
印　　张　6
印　　数　1-3000册
版　　次　2019年5月第1版
印　　次　2019年5月第1次印刷

出　　版　吉林出版集团
　　　　　吉林科学技术出版社
发　　行　吉林科学技术出版社
地　　址　长春市人民大街4646号
邮　　编　130021
发行部电话/传真　0431-85635177　85651759　85651628
　　　　　　　　　85677817　85600611　85670016
储运部电话　0431-84612872
编辑部电话　0431-85635186
网　　址　www.jlstp.net
印　　刷　三河市天润建兴印务有限公司

书　　号　ISBN 978-7-5578-4640-4
定　　价　42.00元

前　言

　　口腔医学是一门实践性、操作性很强的学科。不仅包含重要的基本理论，又有多种诊治技术。所以作为一名口腔科医生，不仅要及时了解不断更新的专业知识，同时还必须具备口腔疾病诊断和治疗的知识和技能。特别是将其较好的运用到临床也是一件特别困难的事，因此我们编写了《当代口腔诊疗基础与临床进展》一书。

　　本书从龋病、牙髓病和根尖周病、牙周病、口腔黏膜病、口腔颌面部感染、口腔修复、口腔正畸、口腔种植等多个部分着重介绍了口腔疾病的诊断及治疗技术。本书语言简明扼要，实用性强，可供口腔医师、进修医师和实习医师参考。

　　本书编写过程中，作者付出了巨大的努力，但由于编写经验不足，加之时间仓促，疏漏或不足之处恐在所难免，希望诸位同道不吝批评指正，以期再版时予以改进、提高，使之逐步完善。

目　　录

第一章　牙体牙髓病

第一节　龋　病

一、龋病的诊断和治疗原则

龋病是发生在牙体硬组织上慢性、进行性破坏的细菌性疾病。临床表现为牙体硬组织色、形、质各方面发生变化,随着硬组织脱矿和有机物分解的进行,最终牙体组织崩解形成不可自体修复的龋洞。病变如果继续发展,细菌感染可波及牙髓、根尖周组织,引起牙髓和根尖周组织的病变。目前比较公认的龋病病因学说是四联因素理论,即龋病是宿主、微生物、饮食和时间四种因素共同作用下产生的。

【诊断标准】

龋病的诊断仅限于无牙髓及根尖周组织病变的活髓牙。因龋继发牙髓病或根尖周的患牙,应按牙髓病或根尖周病诊断。龋病的分类较多,临床最常用的是按病变程度进行分类的方法。

(一)按病变程度分类

1.浅龋

牙冠部浅龋是指仅限于釉质受损的龋坏,根据部位又有窝沟龋和光滑面龋之分。牙根面的浅龋,多发生于牙骨质或始发于根部牙本质表层。

浅龋的临床表现如下:

(1)一般无自觉临床症状。

（2）牙齿表面呈白垩色或棕褐色，可伴表面硬组织的缺损。

（3）发生在釉质的浅龋，探诊时可以感觉到牙釉质的完整性已经破坏，表面粗糙，硬度下降。发生在窝沟的浅龋有可能卡住探针。发生在暴露的牙根面的浅龋，可呈棕色，探诊粗糙、质软，但缺损不明显。

（4）对不易确定的邻面龋损，拍摄咬合翼片可见釉质层 X 线透射区。

2.中龋

龋病进展到牙本质浅层或中层。

（1）临床症状可表现为对冷热或甜酸刺激一过性酸痛或敏感，无持续性疼痛症状。

（2）可形成龋洞。发生在邻面或窝沟处的龋，边缘嵴或窝沟边缘釉质呈墨浸样改变。

（3）探诊可及窝洞，洞底质软，探查洞壁轻度敏感。

（4）对不易确诊的发生在邻面的龋，可以通过拍摄咬合翼片确诊。

3.深龋

龋病进展到牙本质深层。

（1）临床上出现明显的冷热酸甜刺激敏感症状，或有食物嵌塞后的一过性疼痛，但无自发痛。

（2）龋洞深，近髓。发生在窝沟下的龋坏，有时洞口不大，但洞缘两侧呈墨浸色的范围较大，提示病损的范围大。

（3）探诊可及龋洞，洞底位于牙本质深层，探诊敏感，但无穿髓孔。

（4）咬合翼片可显示龋损范围，但一般小于实际病损范围。

（二）按病变进展速度分类

1.急性龋

（1）发生于易感个体，如儿童和青少年。

（2）病变牙本质着色浅，质软，可用手动器械去除。

（3）病变发展快，早期即可波及牙髓。

2.慢性龋

(1)发生在成年人及老年人的龋多属于此类。

(2)病变牙组织着色深,呈棕褐色,质硬,不易用手动器械去除。

3.静止龋

(1)多见于磨牙浅碟样的𬌗面和无邻牙接触的牙齿光滑面。

(2)病损区呈浅褐色质硬而光滑。

（三）其他分类

1.猖獗龋

猖獗龋表现为口腔短期内同时有多个牙齿、多个牙面,特别是一般不发生龋的下颌前牙均发生龋坏。猖獗龋的表现可见于儿童初萌牙列,可能与牙齿发育钙化不良有关。也可见于成年人头颈部放疗后或患严重口干症的患者。

2.继发龋

(1)患牙做过充填治疗,在修复体的边缘或洞底再度发生龋坏。

(2)洞缘有着色,充填体与洞壁间可探及缝隙,质软。

(3)X线片可见充填体与洞底间透影区。

（四）鉴别诊断

1.深龋与可复性牙髓炎鉴别

(1)深龋冷测不敏感,冷水进洞可敏感;而可复性牙髓炎常规冷测即可出现敏感症状。

(2)深龋对任何刺激,不出现持续性或延缓性疼痛症状;而可复性牙髓炎时在刺激去除后可有短暂的一过性疼痛症状。

2.深龋与慢性闭锁性牙髓炎鉴别

(1)深龋无自发痛史;牙髓炎可有自发痛史。

(2)深龋叩诊时无异常反应;牙髓炎可有叩诊异常。

(3)深龋常规温度测验无疼痛;牙髓炎热测时可诱发迟缓性疼痛。

(4)深龋时龋损不波及牙髓;牙髓炎时多已波及牙髓。

3.深龋与牙髓坏死鉴别

(1)深龋无自发痛史;牙髓坏死可有自发痛史或反复激发痛史。

(2)深龋探诊敏感;牙髓坏死探诊无反应。

(3)深龋温度测验同正常对照牙,牙髓电活力测验有活力。而牙髓坏死牙髓活力测验无反应。

【治疗原则】

1.龋病治疗应保护正常牙体组织和牙髓,有效修复龋损部分,恢复牙齿形态、外观和功能,预防继发龋。

2.明确特定患者易患龋的因素,有针对性地进行防龋指导,如有效的牙齿保健方法、局部用氟和饮食控制等。

3.对多发性龋、急性龋、猖獗性龋患者,在治疗患牙的同时,应给予适当预防措施,如局部用氟、口腔卫生宣教等。

4.早期龋、牙根面浅龋,可通过防龋指导、局部涂氟和再矿化的方法予以治疗,并于半年到一年间定期复查,如有明显龋洞形成,则应行充填治疗。

5.已形成龋洞的牙齿必须通过去腐、备洞进行充填治疗。充填治疗前,必须去除所有病变和感染的牙体组织,并保护正常牙髓。

6.定期复查急性龋、猖獗龋患者建议每3个月复查一次,儿童应每半年复查一次,一般患者应一年复查一次。

二、龋病的治疗方法

(一)局部涂氟

【适应证】

牙齿初萌、牙齿矿化不良、早期龋、多发龋患者和对龋敏感的个体。对患儿应在初诊时,常规进行牙面涂氟处理。

【操作方法】

1.氟化物种类

(1)氟溶液:2%氟化钠溶液;1.23%酸性氟磷酸钠(APF)溶液;4%

氟化亚锡溶液。

（2）氟凝胶：1.23％酸性氟磷酸钠纤维素凝胶，4％氟化亚锡纤维素凝胶。

（3）氟涂料：以环氧树脂为基质的含氟涂料，可以在牙面上停留24小时以上，增加牙齿吸收氟的量。

（4）氟化钠甘油糊剂：75％氟化钠甘油。

2.治疗步骤

（1）清洁牙面。

（2）隔湿，吹干牙面。

（3）将含氟溶液的小棉球从窝沟到邻面压在牙面上，使其湿润约3～4分钟。

（4）取出隔湿棉球后，30分钟内不漱口、不进食，确保氟与牙面尽可能的长时间接触。

3.注意事项

（1）涂氟过程中注意隔湿，应将多余的药液吸出，防止患者咽下。

（2）涂氟治疗应在1个月内重复4次以上。

（3）可以与自用低浓度氟化物（例如：氟化物牙膏，氟漱口液）同时进行。

（4）涂氟必须由专业人员施行。

（二）再矿化疗法

【适应证】

1.初期牙釉质龋、牙骨质龋。

2.牙颈部的牙齿敏感症。

3.急性龋、猖獗龋在进行充填治疗的同时，辅以再矿化疗法。

4.进行头颈部放疗患者，应在放疗前、中、后做再矿化治疗以预防放射性龋。

5.正畸治疗前、治疗中及摘除矫治器后的固定矫治器患者。

【操作方法】

1.个别牙齿的再矿化

(1)用橡皮杯清除牙面的菌斑和唾液膜,如有腐质,则用圆钻除净。

(2)隔湿,棉球擦干牙面。

(3)用纸片或棉球蘸再矿化液贴于牙面脱矿部位。每日 1 次,每次 15 分钟。

2.全口多个牙齿再矿化

(1)对口内无龋者

①含氟再矿化液含漱,每日 3 次,于三餐饭后,每次含漱 2~3 口,每口含 3~5 分钟。

②含氟牙膏刷牙。

③含漱持续时间:因人因病情而异,对牙齿敏感症者,待症状消失即可停止含漱。若为预防目的,则应从治疗前 1 周开始含漱,直至治疗停止后 3 个月或更长时间。

④定期复查时间为半年、1 年、2 年。

(2)对已发生急性龋或放射性龋的患者

①先行再矿化治疗:用含氟再矿化液含漱 3 个月(方法同前),有条件可做 F^-、Ca^{2+} 交替导入 2~4 疗程。如为牙颈部龋,可在含漱后用棉片浸再矿化液贴敷龋损处,每晚 1 次,至少 20 分钟。

②用含氟牙膏刷牙。

③治疗 2 个月后,探诊龋坏区无探痛,术者感觉龋损牙面变硬,即行充填治疗。以玻璃离子水门汀临时充填为宜。若龋已及髓,应做牙髓治疗。

④治愈龋坏牙后,应继续使用含氟牙膏及矿化液含漱,可减少含漱次数与时间,每日可 1~2 次。

⑤定期复查:3 个月、半年、1 年、2 年。如龋病已稳定,无放疗史患者,前磨牙和磨牙可行永久充填。

3.注意事项

（1）再矿化液含漱前，一定认真刷牙或漱口，含漱后 2 小时内不进食。

（2）对急性龋、放射性龋患者，再矿化治疗只是整体治疗设计的一部分，必须对全口患牙进行综合治疗，全面设计。

（3）患有其他疾病的患者，应积极治疗患者的全身疾病。

（三）窝沟封闭

【适应证】

使用于预防窝沟龋，特别是萌出不久且沟裂深、窄、陡的牙齿。一般认为，在牙齿萌出后的 4～5 年内，越早做越好。

【操作方法】

1.清洗牙面

用机用小毛刷或牙刷蘸不含氟的抛光膏或牙膏清洗牙面和窝沟，目的是去除表面和窝沟内的软垢、菌斑和有机物。因氟易与牙齿矿物质形成氟化钙而影响后面的酸蚀效果，故不用。

2.术区隔湿

推荐使用橡皮障，也可用棉卷。对唾液分泌多者，可在术前 30 分钟，酌情口服阿托品片剂，减少唾液分泌。隔湿的效果决定封闭效果。

3.酸蚀

使用树脂类封闭剂须用 35％磷酸凝胶对封闭部位酸蚀 30 秒。由于乳牙釉质表层多为无釉柱层并含有较多有机物，对乳牙的酸蚀时间可略延长。酸蚀的范围应包括窝沟两侧各 1.5mm 的牙面。

4.彻底冲洗干燥

用清水彻底冲洗牙面，不能遗留酸。然后，以气枪吹干。冲洗吹干后的牙面必须重新隔湿，不得再受唾液的污染。

5.放置封闭剂

光固化类材料可直接涂于窝沟内，然后遵照材料说明书的要求进行光照。玻璃离子体类材料，可调和成浓乳状，以探针导入窝沟，依据材料说明书的要求,让其自然凝固或光固化。初凝的玻璃离子水门汀表面,涂以凡士林软膏可以防止进一步固化过程中丧失或吸收过多的水分。

6.调整咬合

材料固化后,应适当调整影响咬合的部分。

7.注意事项

(1)牙表面的处理是窝沟封闭的必要步骤,没有清洁完全或酸蚀不充分,会妨碍封闭剂的固位和防龋效果。

(2)放置封闭剂的关键步骤是术野的绝对干燥,在材料固化以前,绝对不可受唾液或其他水分的污染。万一酸蚀后被唾液污染,需重新酸蚀10秒以上。

(3)严格掌握适应证,注意对窝沟状态进行正确判断,不可将已有浅龋的窝沟不做其他处理而单纯进行窝沟封闭,否则会导致洞底病损继续发展。

(4)牙齿窝沟封闭后的最初3年,尤其对于那些诊断为可疑龋和早期龋的病例应每年复查一次,以便发现龋齿并及时治疗。

(四)复合树脂粘接修复术

【适应证】

1.龋病和其他牙体病所致的牙体硬组织缺损,须根据修复部位和厂家说明选用不同的材料。

2.变色牙(包括四环素牙、严重的氟牙症等)贴面修复。

3.前牙的小间隙关闭。

4.畸形牙和扭转牙的改形修复。

【操作方法】

1.去净腐质。

2.制备洞斜面:用金刚砂钻,将整个洞缘釉质磨成宽1~3mm,斜度为30°~45°的斜面。洞斜面宽度可视缺损大小而定。对变色牙则需磨除唇面釉质厚约0.2~0.5mm的薄层,勿破坏近远中接触点。

3.隔离唾液,擦干牙面。

4.垫底:洞底透红近髓处必要时可用氢氧化钙间接盖髓,玻璃离子水门汀垫底。为充分利用粘接面积,尽量不垫底或减少垫底面积。

5.酸蚀:根据患牙和窝洞特点选择酸蚀粘接系统,并根据说明书应用材料。釉质粘结建议使用全酸蚀系统,而牙本质粘结建议使用自酸蚀系统。

6.涂粘结剂:前牙用聚酯薄膜,后牙用分段式成形片与邻牙隔离。用小毛刷或小块泡沫塑料蘸粘结剂,均匀涂布于整个洞壁,气枪轻吹,使其薄层均匀分布。光照 20 秒。

7.变色牙可涂遮色剂:根据变色程度选择不同颜色,涂 2～3 层方可遮色,或用不透光的树脂先覆盖一薄层,再用半透明树脂修复唇面。每涂一层应光照 40 秒。

8.比色:关闭照明灯,利用自然光线;使牙面潮湿,与患牙完整部位或与邻牙比色。还应照顾到患者肤色,选择相应型号的树脂。

9.充填:将选好的树脂填入窝洞中,并修整外形,光照 40 秒使树脂固化。若洞深超过 2mm,则分次充填,分层固化。每层材料厚度不得超过 2mm。对变色牙还可在遮色剂上涂一层树脂,将选好的预成唇面盖于树脂上,使贴面就位。压挤出多余树脂,修整外形后光照 40 秒固化。

10.修整和抛光:树脂硬固后,用尖细锥形金钢砂钻磨除充填体飞边,调磨咬合高点,去除龈缘的树脂悬突和挤入牙间隙的多余树脂。然后用细砂石修磨充填体的各面,再用磨光砂条磨光邻面。最后用磨光砂片抛光,由粗砂到细砂顺序使用。

11.注意事项

(1)充填前,应去除牙石、软垢,消除牙龈炎。

(2)全酸酸蚀后的釉质必须呈白垩状,严禁唾液、血液污染,否则需再次酸蚀。自酸蚀系统使用前详阅产品说明书,根据材料特点使用。

(3)固化灯工作端与修复体表面相距小于 3mm 左右为宜,切勿触到未固化的树脂充填体表面。

（4）术后医嘱切勿用树脂充填的牙切咬硬物。

（5）再次修复，需将旧充填物全部去净，并应磨除薄层釉质，按上述方法同样操作。

（五）银汞合金充填术

【适应证】

1.因龋病或非龋性牙体硬组织病所导致的牙体缺损，主要用于后牙Ⅰ、Ⅱ、Ⅴ类洞的充填。

2.各种类型的牙髓炎、根尖周炎经牙髓治疗后的牙体修复。

【操作方法】

1.寻开口，扩大洞口。

2.去净腐质。以颜色、硬度为标准，必要时配合龋蚀检知液染色观察。

3.按窝洞预备原则备洞。

4.深龋洞需要用对牙髓无刺激的材料垫底。

5.调磨薄壁弱尖及对殆高陡的牙尖斜面。

6.检查窝洞是否包括了可疑窝沟，点线角是否清晰圆钝，是否底平壁直，洞形大小、深浅是否符合固位及抗力的要求。

7.清洗、隔湿、干燥窝洞。如复面洞应先装置成形片并加用楔子。

8.用银汞合金输送器逐次将合金送入窝洞中，选用大小合适的银汞充填器，用力加压。先充不易填满处，如龈阶、点线角处，逐层加压充填，使之与洞壁密合，排除多余汞后，使充填材料略高出窝洞表面。

9.修整充填体首先检查并去除邻面悬突，恢复与邻牙的接触点，修整殆面形态与周围牙面协调。恢复与对颌牙的咬合关系，勿增高咬合也勿降低咬合。

10.小面积充填体，或患者无复诊条件，可在修整外形后用光滑器压光充填体。有条件者，24小时后至3天复诊，磨光充填体。选用适当的磨光车针由牙面向充填体方向打磨，最后可用橡皮轮抛光表面，使表面光洁不易腐蚀。

11.注意事项

(1)调和好的银汞合金经揉搓后即刻使用,如已变硬,不应随意加汞调稀,挤出多余的汞不能再用来调制合金。

(2)取下成形片夹时,应先用探针刮掉贴在成形片上高出𬌗面的多余合金。成形片应从𬌗方取下,此时,切勿将充填体碰掉或掀起。

(3)修整龈阶处悬突时,应从充填体刮向龈方,再将刮下的合金碎屑取出,以防将邻面充填体折断。

(4)未修整𬌗面时,切勿让患者用力咬合,以免充填体受力过大而折断。

(5)若牙冠破坏过大,充填体无固位力或牙冠有劈裂可能,应于充填后做全冠修复。

(6)术后医嘱充填后 24 小时方可用患牙咀嚼。

(7)复诊磨光时,应进一步检查有无咬合高点,薄壁弱尖、充填体悬突,食物嵌塞等,进一步调磨修整。

(8)对汞过敏者禁用。

(六)玻璃离子水门汀修复术

【适应证】

1.所有牙齿的楔状缺损(基牙除外)。

2.未累及咬合面的邻面龋、根面龋。

3.冠折未露髓的牙本质断端的覆盖。

4.复合树脂修复术的垫底材料。

5.猖獗龋、放射性龋的充填。

【操作方法】

1.去净腐质,去除无基釉非龋性缺损可用橡皮杯蘸细浮石粉糊剂打磨清洁缺损处及邻近部位,或用球钻磨除缺损处薄层表面。

2.近髓处可用氢氧化钙制剂间接盖髓。

3.隔湿、干燥牙面。

4.充填按比例调和玻璃离子水门汀(30～60秒内完成),即刻用充填器将材料一次性填入缺损处,在1～2分钟内完成外形修整。光固化者不受时间限制,完成充填后光照20～40秒。

5.涂凡士林油防止材料失水或吸水。光固化者不作此步骤。

6.磨光24小时后用金刚砂钻精修,磨光杯磨光充填体。光固化者可即刻进行外形修整抛光。

7.注意事项

(1)术前洁治,消除牙龈炎症。

(2)充填和外形修整应尽快完成,材料一旦开始凝固,立即停止修整。

(3)使用前详细阅读产品说明书,根据材料特点调制和使用。

(七)复合树脂嵌体修复术

【适应证】

后牙中到大面积缺损,剩余牙体组织可提供足够的粘接面积,牙体预备后无明显倒凹者均适用。

牙龈炎患者应于术前1周进行洁治,牙龈增生影响术区者应行牙龈切除术。

【操作方法】

1.直接法

以后牙邻𬌗洞面为例。

(1)比色同复合树脂粘结修复术。

(2)牙体制备用裂钻和柱状金刚砂钻进行牙体预备,制洞原则和方法见银汞合金充填术。制备后的洞型要求如下。

①洞底平,与牙体长轴垂直。近髓洞用氢氧化钙垫底剂和玻璃离子水门汀双层垫底;牙髓治疗后的患牙,去除根管口部分硬固后的糊剂和牙胶,以磷酸锌水门汀或玻璃离子水门汀垫底。

②壁直,向𬌗面外展8°～12°,洞边缘不制备洞斜面。邻面洞型的颊舌壁边缘位于自洁区,龈壁不要位于或靠近接触点,𬌗面及邻面洞深

大于 1.5mm。

③洞内点线角清晰而圆钝,从殆面可垂直俯视到各点线角。

④洞形完成后用抛光钻打磨光滑,无倒凹。

(3)隔湿:建议使用橡皮障。

(4)涂布分离剂:涂布口内用分离剂于洞内外壁及邻牙上,柔风吹匀。

(5)放置成形片和楔子:建议使用透明成形片和导光楔子。

(6)再次涂布分离剂:涂布口内分离剂于洞内及成形片内侧,轻风吹匀,确认无遗漏点。

(7)树脂充填:用选好颜色的光固化复合树脂充填窝洞,压实,雕刻牙体外形。用可见光固化灯从颊、舌、殆面各照射 40～120 秒。

(8)嵌体的取出:取下成形片和楔子,通过修整或添加树脂,调整殆面及邻面接触点。在殆面用树脂制作用于夹持的小把手,光固化后取出嵌体。

(9)嵌体的口外处理:嵌体各面光照 40 秒,将嵌体放入光/热聚合箱中处理。

(10)嵌体的试戴:冲洗嵌体各面以除去分离剂,口内试戴,使就位顺利。

(11)嵌体的粘固:酸蚀牙釉质,彻底冲洗窝洞,吹干、隔湿,涂布粘结剂。使用粘接用化学固化(或双重固化)复合树脂或水门汀粘固嵌体。双重固化者需光照。

(12)完成去除多余的粘接树脂或水门汀,检查咬合关系,磨光修复体。

2.间接法

(1)准备

①选牙色、牙体预备同直接法。

②取印模用硅橡胶印模材取工作印模及验印模。

③暂封牙胶、暂封窝洞。

（2）技工

①灌注硬石膏模型，检查有无倒凹，如有应填补；用细铅笔标出洞型边缘。

②涂布技工室分离剂于工作牙内外及邻牙上，柔风吹匀。

③逐层堆砌并光照复合树脂各 20 秒，按洞底、洞壁、边缘嵴、牙尖的顺序堆砌，不要超出洞缘标记线。

④嵌体各面光照 60 秒，调整𬌗面及邻面接触关系，打磨、磨光修复体；取下嵌体，光照组织面；放入光/热聚合箱中处理，在模型上试戴。

（3）临床：同直接法第（10）～（12）步骤。

3.注意事项

（1）非适应证：与年龄不相称的牙齿过度磨耗者；口腔内其他牙齿的原有树脂修复体效果不佳者；牙体预备后有不能消除的明显倒凹者。

（2）术前 1 周洁治，消除牙龈炎症。

（3）减少牙体预备时的偏差，避免倒凹的出现。

（4）邻𬌗面洞必须放置成形片和楔子，以形成良好的邻间接触。

（5）窝洞边缘不要位于或靠近咬合接触点，𬌗面功能区厚度不小于1.5mm。

（6）其他同复合树脂粘接修复术。

第二节　牙髓病

牙髓病为牙髓组织发生的疾病，包括牙髓炎、牙髓坏死、牙髓变性等。

【病因】

引起牙髓病的原因主要有细菌感染、理化因素刺激及免疫反应等，其中细菌感染是主要因素。微生物和毒素经龋洞处的牙本质小管进入牙髓或由穿髓孔处直接进入牙髓为最多见的方式；牙周袋内的细菌和毒素通过根尖孔、根分叉处、副根管进入牙髓组织，称为逆行性牙髓炎；

微生物和毒素随血液进入牙髓,称为血源性牙髓炎;去龋备洞过程中产热过多、冷却不良、气压改变、咬合创伤等亦可引起牙髓病变。

【病理】

急性牙髓炎具有浆液性炎症的特性,可见血管扩张充血,通透性增加,沿着血管壁有白细胞游出和纤维蛋白渗出,组织水肿。

慢性牙髓炎可见炎性肉芽组织和一些新生的胶原纤维,深部存活牙髓内可见散在的淋巴细胞、浆细胞浸润。

坏死牙髓表现为一团无结构物,坏死物丧失后,髓室、根管变空。

牙髓变性表现为各种变性的形态改变,如空泡性变、网状萎缩、纤维变性、牙髓钙化等。

【诊断】

1.急性牙髓炎

可由可复性牙髓炎发展而来,或为慢性牙髓炎急性发作。其临床特点为发病急,疼痛剧烈。表现为自发性疼痛、阵发性发作或剧痛,有放射性,患者多不能自己确定牙位,夜间疼痛较白天剧烈,温度刺激可引起或加剧疼痛,刺激去除后疼痛持续一段时间,也可能患牙疼痛剧烈,不能忍受体温而遇冷水疼痛缓解(化脓性牙髓炎),可查到深的龋洞或其他牙体硬组织疾患,患牙可有轻微叩痛。

2.慢性牙髓炎

多为龋病所致,没有剧烈的自发性痛,有时有轻微钝痛,有较长时间的冷热刺激痛史,去除刺激后要持续较长时间疼痛才能逐渐消失,多可以自行定位,患牙可有轻微咬合痛或叩痛;可查到深的龋洞或其他牙体硬组织疾患,可有敏感的露髓孔(溃疡性牙髓炎),或无露髓孔(闭锁性牙髓炎),或在露髓孔处有突出的牙髓息肉(增生性牙髓炎),温度测试反应不一,多对热敏感或有迟缓性反应痛。

3.牙髓坏死

牙髓丧失活力,患牙成为死髓牙,常无疼痛症状。多由各种类型的牙髓炎发展而来,也可因外伤打击、正畸矫治所施加的过度创伤力、修复治疗对牙体组织进行预备时的过度手术切割产热及使用某些修复材料所致的化学刺激或微渗漏而引起。

4.牙髓变性

牙髓组织受到长期慢性刺激或根尖孔缩窄,牙髓供血不足,使牙髓组织代谢障碍而引起的不同程度和不同类型的牙髓萎缩或退行性变。一般无自觉症状,不易发现。

【鉴别诊断】

1.深龋与慢性牙髓炎。

2.牙髓息肉与牙龈息肉

牙龈息肉是牙龈乳头增生入邻𬌗面龋洞内或因髓底穿通,根分叉处牙周组织长入髓室而形成。临床上可用探针或镊子拨动息肉以查明其蒂来源于牙髓还是牙龈。X线片可明确髓室底是否穿通。

【治疗】

1.急性牙髓炎

首先给予止痛治疗,症状缓解后对牙髓炎初期可采用活髓切断术,晚期可用于髓术或根管治疗术。

2.慢性牙髓炎

可用干髓术或根管治疗术。

3.牙髓坏死

可用根管治疗术。

4.牙髓变性

无症状者不需治疗,有症状者可用干髓术或根管治疗术。

第三节　根尖周病

根尖周病为发生在牙齿根尖部及其周围组织(包括牙周膜、牙槽骨及牙骨质)的各种类型的疾病。

【病因】

以厌氧菌为主的混合感染是主要病因。致病菌多来自牙髓腔内感染，特别是牙髓坏疽以后，细菌及毒素、组织分解产物经根尖孔到达根尖周组织引起感染。充填材料或牙髓治疗中的化学刺激、牙外伤、咬合创伤等亦可引起根尖周病。

【病理】

1.急性根尖周炎

可见根尖区的牙周膜血管扩张充血，组织水肿，大量中性粒细胞渗出，局部组织液化坏死，形成脓肿，周围有中性粒细胞浸润。

2.慢性根尖肉芽肿

可见淋巴细胞、浆细胞和巨噬细胞浸润根尖周组织并有肉芽肿形成。

3.根尖囊肿

由囊壁和囊腔构成。囊壁的囊腔面有复层鳞状上皮衬里，常有炎性细胞浸润囊壁，外为环形排列的胶原纤维。

【检查与诊断】

1.急性根尖周炎

①早期患牙伸长，后逐渐出现咬合疼痛，患牙有浮出感；②患牙持续性疼痛及跳痛，脓肿至骨膜下时疼痛最为剧烈，一旦穿破骨膜或经黏膜、髓腔引流后很快缓解；③定位明确，患者多能指出患牙部位；④牙齿叩痛、松动，多有牙体病变及牙周病变，牙髓无活力；⑤X线片显示牙周膜略有增宽。

2.慢性根尖周炎

①一般无自觉症状或仅有咀嚼不适感；②患牙常有深龋等牙体病变或牙周病变，牙髓多坏死；③可有反复发作病史，有根尖区瘘管反复溢脓；④X线片显示患牙根尖区有骨质破坏区。

3.慢性根尖周炎急性发作

除有急性根尖周炎有相同症状外，可有反复发作病史，X线片显示根尖周骨质破坏较多。

【鉴别诊断】

急性根尖周炎与牙髓炎急性发作：①前者患牙定位明确，而后者定位不明确；②前者叩痛明显而后者可有但不绝对；③前者牙髓大多无活力而后者一般有活力；④前者患牙有伸长感而后者一般没有；⑤前者根尖区牙龈有水肿及压痛而后者一般没有。

根尖脓肿与牙周脓肿：①前者发生在患牙相应前庭沟的根尖处，后者则发生在相应患牙的牙周袋区；②前者患牙虽有松动但不明显，后者则松动明显；③前者一般无牙周袋而后者有；④X线片上前者根尖周骨质破坏而牙槽嵴无明显变化，后者则有牙槽嵴吸收，但根尖周骨质正常。

【治疗】

急性根尖周炎应急处理后行根管治疗；慢性根尖周炎应行根管治疗；慢性根尖周炎急性发作的治疗与急性根尖周炎的治疗相同。

第四节　牙体硬组织非龋性疾病

一、畸形中央尖

【概述】

由于牙发育期间形态发生异常分化出现的畸形小尖，称畸形中央尖。

【临床表现】

1.好发于下颌前磨牙，尤其是下颌第二前磨牙最多见，偶见于上颌前磨牙，常对称发生。

2.中央尖常位于牙合面中央窝处，呈圆锥形突起，形态可为圆锥形、圆柱形或半球形等，高度1～3mm。

3.如牙萌出时间长，中央尖磨损后呈浅黄色圆形环，中央有浅黄色或褐色的牙本质轴,在轴中央可见到黑色小点,此点即是突起的髓角。

4.如中央尖较尖锐,常在牙萌出后不久与对颌牙接触时折断,使牙髓感染、坏死,影响根尖的继续发育。

【诊断要点】

1.年轻患者,主诉牙髓炎症状,无龋病及牙周损害。

2.检查可发现畸形中央尖或折断后的特定形态,常对称。

3.X片检查有时可见异常突起之髓角,如牙髓感染坏死,常伴根尖呈喇叭口形。

【治疗原则及方案】

1.若中央尖圆钝,或无髓角突入者,可观察,亦可分次逐渐调磨。

2.若已穿髓引起牙髓、根尖病变者,作相应牙髓治疗。若为年轻恒牙为保存患牙并促使牙根继续发育完成,可采用根尖形成术或根尖诱导形成术。

二、牙内陷

【概述】

牙内陷是牙发育期间,成釉器形态异常分化,舌侧过度卷叠或局部过度增殖深入牙乳头中,形成一系列形态内陷畸形。

【临床表现】

牙面可见一囊状深陷的窝洞,常见于上颌侧切牙,也可发生于上颌中切牙或尖牙。根据牙内陷的程度及形态,临床上可分为畸形舌侧窝、畸形根面沟、畸形舌侧尖和牙中牙。

1.畸形舌侧窝 由于舌侧窝呈囊状深陷,可引发牙髓炎。

2.畸形根面沟 可与畸形舌侧窝同时出现。临床上可见一条纵形裂沟向舌侧越过舌隆突,并向根方延伸,严重者可达根尖部,将牙根一分为二,形成一个额外根。可引发牙髓炎及牙周损害,形成骨下袋。

3.畸形舌侧尖 在畸形舌侧窝的基础上,舌隆突呈圆锥形突起,有时突起形成一牙尖,牙髓组织亦可进入舌侧尖内,形成纤细髓角,易遭磨损而引发牙髓感染。

4.牙中牙　牙呈圆锥形,较其正常形态稍大,舌侧窝深度内叠卷入,X片示深入凹陷部好似包含在牙中的一个小牙。

【诊断要点】

1.如未合并牙髓感染或牙周损害,患者常无症状。

2.典型的临床表征。

3.X线检查有助于诊断。

【治疗原则及方案】

根据患牙的牙髓是否感染而决定采用牙体修复或牙髓治疗。

1.牙内陷早期,可按深龋处理,预备窝洞,按间接盖髓术处理。

2.对于根面沟裂仅达颈1/3者,行局部牙周手术,浅沟磨除,深沟充填。

3.沟裂达根尖且已导致牙周组织广泛破坏者,可考虑拔除。

4.畸形舌侧窝(尖)引起牙髓感染者,应行根管治疗。

三、四环素着色牙

【概述】

在牙的发育期,若服用了四环素族药物,该类药物能被结合至牙组织内,使牙着色,亦可影响牙的发育,被四环素族药物着色的牙称四环素牙。

【临床表现】

1.可发生于乳牙与恒牙,乳牙着色比恒牙明显。

2.牙冠呈浅黄色逐步过渡到棕褐色至灰黑色,由于光能促进着色过程,因此前牙染色较后牙严重。

3.严重的四环素牙可伴有釉质发育不全。

【诊断要点】

1.典型的临床表现。

2.四环素类药物服用史。

【治疗原则及方案】

治疗原则是恢复牙的美观。

1.着色浅且没有釉质缺损的患牙可采用脱色法,但漂白脱色法效果有一定局限。

2.对着色较深或有釉质缺损的患牙,可用复合树脂修复,也可用贴面修复;对于着色严重的患牙,由于遮色效果差,该方法也难以达到理想效果。

3.对美容要求较高的患者,或合并有牙体缺损的患牙,在患者要求或同意下可作烤瓷冠修复。

4.为预防此病,妊娠和哺乳的妇女,8 岁以下的儿童一般不宜使用四环素族药物。

四、氟牙症

【概述】

氟牙症是慢性氟中毒的表现,在牙表现为釉质发育不全症,又称氟斑牙。氟牙症有明显的地域性,一般情况下,水中的氟浓度超过 1ppm (1mg/L)时发病逐渐增加。

【临床表现】

1.常见于恒牙,乳牙少有发生,程度亦较轻。

2.同一时期萌出的牙,釉质上有白垩色(轻度)到褐色的斑块(中度),严重者还伴有釉质的实质性缺损(重度)。

3.患牙耐酸,但对摩擦的耐受性差。

4.严重的慢性氟中毒者还可有骨骼、关节的损害。

【诊断要点】

1.氟牙症患者可有儿童期在高氟区的生活史。

2.典型的临床表现。

3.需要与釉质发育不全相鉴别,氟斑牙的色斑呈散在云雾状,边界不明确,与生长线不完全吻合。

【治疗方案与原则】

治疗原则与四环素牙相同。

1.轻度患牙可用脱色法,但应注意漂白只能达到一定程度的效果。

2.用复合树脂或贴面恢复患牙外观,但遮色效果达不到理想效果。

3.对美容要求较高的患者,或合并有牙体缺损的患牙,在患者要求或同意下可作烤瓷冠修复。

4.为预防此病,在高氟区选择新的饮水水源或用活性矾土或活性炭以去除水源中过量的氟。

五、先天性梅毒牙

【概述】

先天性梅毒牙是在牙发育期梅毒螺旋体感染导致牙发育障碍。

【临床表现】

1.主要见于恒牙,尤其是 $\dfrac{61 \mid 16}{621 \mid 126}$。

2.半月形切牙,这种切牙的切缘比牙颈部狭窄,切缘中央有半月形缺陷,切牙之间有较大空隙。

3.桑椹状磨牙,第一磨牙的牙尖皱缩,表面粗糙,牙合面釉质有多个不规则小结节和坑窝,牙尖向中央凑拢,牙横径最大处是在牙颈部。

4.蕾状磨牙,有的磨牙牙面不粗糙,但牙合面紧缩,如花蕾状,称蕾状磨牙。

【诊断要点】

1.母亲患梅毒病史。

2.典型的牙体表征,结合先天梅毒的其他临床表现。

3.血清学检查,康-华氏反应阳性。

【治疗方案与原则】

1.修复牙外形与功能,如复合树脂,各类冠等。

2.妊娠早期对母体进行抗梅毒治疗可有效预防此病。

六、磨损

【概述】

由于单纯机械摩擦而造成的牙体硬组织慢性磨耗称磨损,分咀嚼磨损和非咀嚼磨损两种。

【临床表现】

1.咀嚼磨损是在正常咀嚼过程中造成的,属生理性磨损,一般发生在牙合面和切缘。恒牙萌出后,在数年或数十年的咀嚼中出现磨损,早期在釉质表面出现浅黄色小区,以后逐渐扩大、融合,牙本质成片暴露。严重时可形成锐利边缘嵴,有时遇机械及冷热刺激时敏感。由于在咀嚼时患牙有轻微的动度,长期咀嚼也可引起邻面的磨损,使原来的点接触变为面接触,可引起食物嵌塞。

2.非咀嚼性磨损是由异常的机械摩擦力所造成,是一种病理现象。不良习惯和某些职业是造成这类磨损的原因,如木匠、鞋匠常用牙咬住钉等,使切牙出现隙状磨损。

3.磨损可引起各种并发症,如牙本质敏感症、食物嵌塞、牙髓病变、咬合创伤、颞下颌关节紊乱病等。

【诊断要点】

根据临床表现,结合年龄、职业、不良习惯等,可做出诊断。

【治疗原则及方案】

1.咀嚼磨损无症状时,不必处理。

2.非咀嚼磨损应去除病因,纠正不良习惯。

3.当磨损出现牙本质过敏症时,可行脱敏治疗。

4.当出现牙髓或根尖周病变时,按常规进行牙髓病或根尖周病的治疗。

5.当出现其他并发症时,应按不同症状进行相应治疗。

七、楔状缺损

【概述】

楔状缺损是牙体唇、颊侧颈部硬组织发生缓慢消耗所致的楔形缺损。

【临床表现】

1.好发于前磨牙,尤其是位于牙弓弧度最突出处的第一前磨牙。年龄越大,越易好发,缺损也越严重。

2.楔状缺损由2～3个平面相交而成,缺损边缘整齐,表面坚硬光滑,由于牙本质外露,局部呈浅黄色。

3.较深的楔状缺损可引起牙本质过敏症状,个别损害深达牙髓时可引起牙髓炎。

【诊断要点】

1.好发于前磨牙,尤其是第一前磨牙。

2.结合临床表现,注意与牙颈部龋相鉴别。

【治疗原则及方案】

1.改正刷牙方法。

2.轻度楔状缺损且无临床症状者可不治疗。

3.较深楔状缺损者,可用玻璃离子或复合树脂类材料修复,注意保护牙髓。

4.当出现牙髓感染或根尖周病变时,作牙髓治疗术。

八、牙本质过敏症

【概述】

牙本质过敏症是指牙在受到外界刺激,如温度、化学物质以及机械作用所引起的酸痛症状。牙本质过敏症不是一种独立的疾病,而是各种牙体疾病共有的症状。

【临床表现】

主要表现为刺激痛,冷、热、酸、甜尤其是机械摩擦刺激引起酸痛,疼痛时间短暂,刺激去除后疼痛立即消失。

【诊断要点】

1.探诊酸痛。

2.温度刺激敏感。

【治疗原则及方案】

脱敏治疗,消除症状。对过敏的有效治疗必须封闭牙本质小管。由于本症病因尚未完全明确,目前实际应用的任何一种治疗方法均不能保证不会复发。常用的治疗方法包括:

1.氟化钠类药物脱敏法。

2.牙本质粘合剂类脱敏法。

3.激光脱敏法。

4.修复治疗法,对反复药物脱敏无效者,可考虑作充填术或冠修复。磨损严重而接近牙髓者,在患者要求或同意下,可作牙髓治疗。

九、牙隐裂

【概述】

牙隐裂是指牙冠表面非生理性细微裂纹,常不易被发现。牙隐裂的裂纹可深入达到牙本质,有时可引起牙髓感染。

【临床表现】

1.常见于上颌磨牙,下颌磨牙次之。

2.隐裂裂纹常与牙合面窝沟重叠,并向一侧或两侧边缘嵴延伸,使窝沟颜色异常加深。

3.表浅的隐裂常无明显症状,较深者对冷热刺激敏感,或有咬合不适感。

4.深达牙本质深层的隐裂多有慢性牙髓炎症状。

5.在碘酊或龙胆紫染色后,因染料渗入裂缝,可见一条不易擦除的染色线。

【诊断要点】

1.当临床上出现不明原因的刺激疼痛时,排除龋病、牙周病,牙面上也探查不到过敏点时,应考虑牙隐裂存在的可能。

2.探针探查窝沟,必要时采用碘酊染色法。

3.咬诊试验呈阳性。

【治疗原则及方案】

1.调𬌗,排除牙𬌗干扰,降低牙尖斜度以减小劈裂力量。

2.建议及时修复缺失牙,否则单独治疗隐裂牙达不到预期效果。

3.当隐裂仅限于牙本质内,可沿裂纹备洞,光固化复合树脂充填,或全冠修复。

4.当隐裂深达牙本质深层,或已引起牙髓感染者,作牙髓治疗。

5.在牙髓治疗过程中,备洞后使裂纹对牙合力的耐受降低,由于咀嚼等原因,极易发生牙裂。在条件允许的情况下,应注意采用带环、全冠修复等避免隐裂牙纵折。

十、牙根纵裂

【概述】

牙根纵裂是指发生在牙根的纵裂,未波及牙冠者。

【临床表现】

1.早期有冷热刺激痛,咀嚼痛,晚期出现自发痛,咀嚼痛,并伴牙龈反复肿胀、叩痛和牙松动。绝大多数患牙有牙周袋和牙槽骨破坏,深牙周袋,甚至达根尖。

2.根管治疗后的牙根纵裂无牙髓症状,早期也无牙周袋或牙槽骨的破坏,随着病程延长,可出现牙周病变。

【诊断要点】

1.典型的疼痛症状,特别是咀嚼痛症状。

2.可探查到深牙周袋。

3.X 线检查是确诊的重要依据。

【治疗原则及方案】

对于松动明显,牙周袋宽而深或单根牙根管治疗后发生的牙根纵裂,应予拔除。

对于多根牙,牙周病损局限于裂纹处且牙齿稳固,以及非病变牙根情况允许的,可在根管治疗后行牙半切除术或截根术。

十一、牙震荡

【概述】

牙震荡是指因轻微外力撞击牙,导致牙周膜轻度损伤,常不伴牙体组织的缺损。

【临床表现】

1.患牙有伸长不适感,常有叩痛及轻微松动。

2.龈缘可有少量出血。

3.牙髓在受伤后常活力测试阴性,数周或数月后恢复,若仍无反应,说明牙髓可能已坏死。

【诊断要点】

1.外伤史。

2.临床表现。

3.X 线片排除牙脱位、牙折。

【治疗原则及方案】

1.患牙休息 1～2 周,降低咬合;必要时作松牙固定。

2.定期复查,注意观察牙髓活力情况,若发现有牙髓坏死时,应及时作根管治疗。

十二、牙脱位

【概述】

牙受外力作用而脱离牙槽窝者称为牙脱位。

【临床表现】

1.牙轻度偏离移位称不全脱位,牙完全离体者称为全脱位。

2.牙部分脱出常有疼痛、松动和伸长,同时出现咬合障碍。

3.牙嵌入脱位者,临床牙冠变短,切缘或牙牙合面低于正常,

4.完全脱位者,可见牙完全离体或仅有少许软组织相连。

5.常伴有牙龈撕裂和牙槽突骨折。

6.随时间推移常可发生各种并发症,如牙髓坏死、髓腔变窄、牙根外吸收以及边缘性牙槽突吸收。

【诊断要点】

1.外伤史。

2.临床检查可发现各种移位表现。

3.X 线检查。

【治疗原则及方案】

治疗原则是保存患牙。

1.部分脱位牙应在局麻下复位,结扎固定 4 周。术后定期复查。

2.嵌入性脱位牙在复位后 2 周应作根管治疗。对嵌入性脱位的年轻恒牙,任其自然萌出。

3.完全脱位牙应立即作再植术,术后 3～4 周应作根管治疗。如果脱位超过 2 小时就诊,应在体外完成根管治疗术后再行植入。

4.年轻恒牙完全脱位,如就诊迅速或自行复位者,不要轻易拔髓,应定期观察。

十三、牙折

【概述】

牙折是指由于粗暴外力直接撞击或牙在咀嚼时咬到硬物所导致的牙体组织折裂。

【临床表现】

1.冠折,折裂常限于冠部,可波及亦可不波及牙髓。

2.根折,折裂限于牙根,波及牙髓。

3.冠根折,常波及牙髓。

4.根据牙折程度,牙髓可出现暂时性活力丧失,对温度、电刺激不敏感,如有牙髓感染可伴牙髓炎症状,如自发痛等。

5.患牙常有叩痛、松动,牙龈可有撕裂、出血。

【诊断要点】

1.外伤史。

2.临床表现。

3.X 线片有助于诊断根折,但由于牙折线的走向和 X 线投照角度的变化,X 片不能显示全部病例。

【治疗方案与原则】

治疗原则应尽量保留患牙,恢复牙体外形与功能。对于在治疗过程中保留活髓的患牙,追踪观察牙髓状况的变化。不能保存活髓的,应先行根管治疗。

1.冠折可根据缺损情况进行复合树脂修复术。

2.根折:高位根折应尽早固定患牙,促进自然愈合。近颈缘的根折酌情作根管治疗后修复。

3.冠根联合折对于可作根管治疗,又具备桩核冠修复适应证的冠根联合折,可以保留。对于不能保留的冠根联合折可拔除。

第二章　牙周病

第一节　牙龈疾病

牙龈病是指局限于牙龈组织且以炎症为主的一组疾病。引起牙龈病的因素较多,但以菌斑所致的牙龈病最为常见,全身因素可加重或诱发某些牙龈病。

一、慢性龈缘炎

【概述】

慢性龈缘炎是指发生于游离龈和龈乳头的慢性炎症,是最为常见的由菌斑所致的牙龈炎,又称边缘性龈炎或单纯性龈炎。

【临床表现】

1.一般局限于游离龈和龈乳头,严重时可波及附着龈,较多见于下前牙区。

2.游离龈和龈乳头变为深红或暗红色,边缘变厚,乳头圆钝肥大,质地松软脆弱,缺乏弹性,表面光亮。

3.龈沟可加深达 3mm 或更多,探触时易出血。常以刷牙或咬硬物时出血为主诉症状,一般无自发性出血。

4.有刺激因素存在,如菌斑、软垢和牙石最为常见,也可有食物嵌塞或不良修复体等。

5.可有口臭或牙龈痒胀等不适。

【诊断要点】

1.龈沟加深,但结合上皮附着(即龈沟底)位置不变,无附着丧失。这是与早期牙周炎区别的主要点。

2.有的患者牙龈表面无明显红肿,但探牙龈沟后有出血,严重者可溢脓或有异味。本病一般无自发出血,应与某些可引起自发出血的血液病或急性坏死溃疡性牙龈炎等鉴别。

3.少数患者因食物嵌塞或不适当的剔牙而引起急性龈乳头炎时,可有明显的自发痛和遇冷热刺激痛.此时应仔细检查,以免误诊为牙髓炎。

【治疗原则及方案】

1.本病在消除局部刺激因素后,炎症能明显消退。因此应做洁治术,彻底清除菌斑和牙石;纠正食物嵌塞或不良修复体等。

2.炎症较重时可配合局部药物治疗,可用 1%～3%过氧化氢液冲洗龈沟,龈沟内上浓碘甘油或碘甘油,必要时可用抗菌类漱口剂含漱。

3.有急性龈乳头炎时应先消炎,如局部冲洗上药,并去除局部刺激因素。

4.进行口腔卫生指导,定期复查和洁治,维持疗效,防止复发。

二、青春期龈炎

【概述】

发生于青春期少年的慢性非特异性牙龈炎,其发病与牙菌斑的刺激及青春期性激素水平的变化有关,女性稍多于男性。

【临床表现】

1.患者为青春期少年。

2.局部有刺激因素存在,如菌斑、软垢、萌牙、替牙部位,或有错𬌗拥挤及戴各种矫治器等。

3.主要见于前牙,龈缘及龈乳头明显肿胀,乳头常呈球状突起,龈色鲜红或暗红、光亮,质地松软。

4.龈沟可加深形成龈袋,但附着水平无变化。

5.探诊易出血。

6.自觉症状可有刷牙或咬硬物时出血及口臭等。

【诊断要点】

1.青春期少年,男女均可发生。

2.局部有刺激因素,但无特殊服药史。

3.主要见于前牙龈乳头,以发红、肿胀等炎症表现为主。

4.青春期过后,病变可有所减轻,但若局部刺激不解除,则病变不会消退。

【治疗原则及方案】

1.首先做洁治术,彻底去除菌斑和牙石的刺激,以尽快消除牙龈炎症。纠正不合适的矫治器、充填物等。

2.炎症较重者可局部药物治疗,如龈袋冲洗及袋内上药。

3.教会患者正确刷牙和控制菌斑的方法,保持良好的口腔卫生,建议定期复查并洁治,防止复发。

4.病程较长且牙龈过度肥大增生,虽经以上治疗仍不消肿者,可考虑做牙龈切除术及牙龈成形术,但术后仍可能复发。

三、妊娠期龈炎

【概述】

妇女在妊娠期间,因女性激素水平升高,使原有的牙龈慢性炎症加重,有的患者还可形成状似肿瘤的牙龈肥大,称为妊娠期龈瘤或孕瘤(实质为炎症性肉芽组织而非肿瘤),分娩后病损可自行减轻或消退。

【临床表现】

1.自妊娠第2~3个月开始出现牙龈明显炎症,约8个月时达高峰。

2.龈缘和龈乳头明显肿胀、肥大,甚至有溢脓,牙龈呈鲜红或暗红色,质地松软而光亮,探之易出血,前牙区较多见。

3.刷牙及咬硬物时牙龈极易出血,或吮吸时易出血。

4.妊娠期龈瘤常发生于单个牙间乳头,一般在妊娠第3个月后发生,也可较早发生。为迅速增大的扁圆形瘤样病损,直径多在2cm以内,有蒂或无蒂。妊娠期龈瘤较大时常妨碍进食或被咬破而感染。

5.多有菌斑、牙石或不良修复物等局部刺激因素,患者大多原来有慢性龈炎。

6.分娩1～2个月后,龈炎可自行恢复至妊娠前水平,妊娠期龈瘤可渐缩小。

【诊断要点】

1.发生于妊娠期妇女,一般口腔卫生较差。

2.可发生于全口牙龈,以牙间乳头处较多见。但孕瘤多发生于单个牙间乳头,颊、舌牙间乳头可同时涉及。

3.牙龈鲜红、松软、易出血。

4.长期口服避孕药的妇女可有类似妊娠期龈炎的症状,诊断时应详细询问病史。

【治疗原则及方案】

1.去除局部刺激因素,如做洁治术等,但动作要轻巧。在妊娠早期及时治疗龈炎,使炎症减轻到最低程度。

2.牙龈肿胀明显、龈袋有分泌物时,可用1%过氧化氢液和生理盐水冲洗,袋内尽量不放药,选用安全的含漱剂。

3.尽量用保守疗法,只对一些体积太大而妨碍进食或出血严重的患者,可酌情考虑做简单的手术切除。

4.进行细致的口腔卫生指导。

5.对于本病患者,应尽量避免全身或局部使用抗菌药物,局部治疗时尽量减少出血。

四、药物性牙龈增生

【概述】

因长期服用某些药物,如抗癫痫药苯妥英钠、免疫抑制剂环孢素、以及钙通道拮抗剂如硝苯地平、维拉帕米等而引起牙龈的纤维性增生和体积肥大。

【临床表现】

1.有长期服用上述药物的历史。

2.唇(颊)侧和舌(腭)侧的龈缘和龈乳头实质性肥厚,乳头常呈球状或结节状突起并互相靠近或相连,严重时附着龈也明显增厚。增生的牙龈可部分或全部覆盖牙冠,甚至将牙齿挤压移位。

3.增生的牙龈质地坚韧略有弹性,呈淡红色,探之不易出血。

4.长期的牙龈形态改变,使局部失去自洁作用,菌斑、牙石堆积,可伴发牙龈炎症。

【诊断要点】

1.有长期服用上述药物的历史。应与无服药历史的牙龈纤维瘤病等鉴别,后者有时可有家族史。

2.牙龈呈实质性、坚韧、色粉,也可伴发明显的炎症。

【治疗原则及方案】

1.最根本的治疗是与内科医师协商更换其他药物,或与其他药物交替使用以减轻本病。

2.去除一切局部刺激因素,如做洁治术、调𬌗或修改不良修复体等。

3.对于增生严重并影响美观和口腔自洁作用的病例,可在炎症控制后做牙龈切除术和牙龈成形术,恢复牙龈的生理外形。

4.需长期服用苯妥英钠、硝苯地平、环孢菌素等药的患者,开始服药前和服药后应定期做口腔检查,清除局部致病因素,以预防发生本病和防止复发。

五、急性坏死性溃疡性龈炎

【概述】

急性坏死性溃疡性龈炎是指发生于龈缘和龈乳头的急性坏死和炎

症,又称奋森龈炎或战壕口。最近,按照牙周病的新分类法命名,本病与坏死性溃疡性牙周炎合称为坏死性牙周病。

【临床表现】

1.青壮年男性多见。贫困地区营养不良或因全身疾病而使抵抗力极度下降的儿童也可发生,若治疗不及时,可发展为走马牙疳。

2.常有明显的诱因,如过度疲劳、精神紧张、大量吸烟、机体免疫功能低下或缺陷者,如白血病、恶性肿瘤、艾滋病患者等易发生本病。

3.起病急。常以牙龈自发性出血和明显疼痛为主诉。

4.龈乳头顶端坏死,呈火山口状。轻症患者的龈乳头唇颊面尚未坏死前,很易与慢性龈缘炎混淆。坏死可向龈缘扩展,形成溃疡,表面覆以灰白色污秽的伪膜。坏死物擦去后,乳头和边缘龈成一直线,如刀切状,龈缘可有鲜红边缘。

5.有特殊的腐败性口臭。

6.发病前一般已有慢性龈缘炎或牙周炎,口腔卫生差,菌斑牙石多。

7.部分患者可有轻度全身不适、低热和局部淋巴结肿大。

8.坏死区底部细菌涂片检查可见大量梭形杆菌和螺旋体。

9.若有反复急性发作,则可转为本病慢性期。

10.病程较长时病损可波及深部牙周组织,发展为牙周炎,牙齿松动、牙周袋形成,X线片示牙槽骨吸收。

【诊断要点】

1.起病急,多有明显的诱因。

2.龈乳头顶端典型的火山口样坏死。

3.常以牙龈自发性出血和明显疼痛为主诉。

4.有特殊的腐败性口臭。

5.坏死区底部涂片检查可见大量梭形杆菌和螺旋体。

【治疗原则及方案】

1.轻轻去除坏死组织,病情允许时也可初步刮除大块牙石。

2.用氧化剂如 1‰～3% 过氧化氢溶液轻轻拭洗,除去坏死物。

3.使用氧化性含漱剂如1％过氧化氢溶液等。

4.必要时全身可服用抗厌氧菌药物如甲硝唑等。

5.采取支持疗法,加强营养,积极治疗全身疾病。

6.指导口腔卫生,劝其戒烟。

7.急性期过后,应动员患者及时治疗原有的牙周病,以防止本病复发。

六、白血病的牙龈病损

【概述】

有些白血病患者因牙龈肿胀、疼痛而首先到口腔科就诊。这种牙龈肿胀并非原发于牙龈本身的病变,而是由于大量不成熟的、无功能的白细胞在牙龈组织中浸润和积聚,使牙龈发生肿胀、坏死。由于牙龈的肿胀、出血,自洁作用差,使菌斑大量积聚,加重了牙龈的炎症。白血病患者的口腔表现多种多样,怀疑该病时,应做初步的血常规及血涂片检查,并请内科医师会诊。

【临床表现】

1.牙龈肿胀的范围可波及边缘龈、龈乳头及附着龈,常为全口性。

2.龈色苍白或暗红、发绀,质地松软脆弱。

3.龈缘处可有坏死、溃疡并有假膜覆盖,口臭明显。

4.有明显的出血倾向,龈缘常有血块或有渗血,且不易止住,口腔黏膜可有出血点或瘀斑。

5.由于全身抵抗力降低,可伴发典型的坏死性溃疡性龈炎。

6.可有衰弱、消瘦、低热等全身症状。初诊于口腔科者,应做血象检查,发现白细胞数目及形态的异常,有助于白血病的诊断。

7.内科已确诊为急性白血病的患者再结合局部情况作出诊断。

【治疗原则及方案】

1.及时转内科确诊和治疗,口腔治疗应与内科医师密切协商。

2.口腔科以保守治疗为主,切忌做活检或手术治疗。

3.遇出血不止时,可局部用药物或压迫止血,放塞治剂等,全身注射或服用止血剂的效果不十分确切。

4.若龈缘坏死时,可用 3％过氧化氢液轻轻擦洗或冲洗龈沟后上药,并用漱口剂含漱。

5.一般不做洁治术,但若全身情况允许,必要时可做简单洁治除去大块牙石,但应动作轻巧,并注意出血情况,酌情处理。

6.指导口腔卫生,加强口腔护理,减轻牙龈炎症。

第二节　牙周炎

牙周炎是一组由牙龈炎症扩展、波及到深部的牙周组织,造成支持组织破坏的疾病,其实质为慢性感染性疾病。因其致病菌、宿主反应、进展速度、对治疗的反应等方面的不同,可分为不同类型。牙周专科医生在详尽检查的基础上,应告知患者其疾病的程度及性质、可供选择的治疗方案、预期疗效、可能发生的并发症,以及患者本人在治疗过程中的重要作用。应讲清如不治疗会使牙周支持组织继续破坏,最终导致失牙。患者在此基础上作出知情选择,并进行良好的配合。在不具备牙周治疗条件时,口腔科医师应告知患者有牙周病,建议其到有条件的医疗机构去进行治疗。

一、慢性牙周炎

【概述】

慢性牙周炎是牙周炎中最常见的类型。主要发生在成年人,但也可发生于儿童的乳牙列或青少年。通常病程进展缓慢,但也可发生快速进展。牙周炎的主要特征是:有牙周袋形成和牙槽骨吸收,导致牙周支持组织的破坏。

【临床表现】

1.有牙周袋形成,袋底在釉牙骨质界的根方,即已有牙周附着丧失,有别于因牙龈肥大所致的假性牙周袋。

2.牙龈有不同程度的炎症表现,红肿、探诊出血、可有溢脓。炎症程度一般与牙石、菌斑的量一致。

3.X线片显示有不同程度的骨吸收,呈水平型或垂直型吸收。

4.多根牙的分叉区受累严重时,两个或多个分叉区可相通。

5.重度牙周炎可以发生患牙松动或病理移位。

6.牙周炎一般涉及多颗牙齿甚至全口牙,可分为局限型和广泛型。超过30%的位点受累者,为广泛型。

7.根据牙周组织破坏的程度,可分为轻、中、重度。

同一患者口腔内可同时存在不同程度的患牙,甚至可有健康或患牙龈炎的牙齿。应针对不同病情分别制定治疗计划。

8.可存在原发性或继发性咬合创伤。

【诊断要点】

1.探诊深度>3mm,有附着丧失>1mm。

2.牙周袋表面牙龈有红肿或探诊后有出血。

3.X线片示牙槽骨高度降低。

【治疗原则及方案】

1.牙周治疗的总体目标是消除菌斑微生物及其他促进因素,消除炎症,控制牙周炎进展并防止复发;建立功能良好、舒适而美观的牙列;在有条件时争取牙周组织的新附着。

2.在全面检查和诊断的基础上,针对不同病情的患牙制定有针对性的全面治疗计划,包括可保留的牙齿、应拔除的牙、可能施行的手术、修复问题等。在治疗过程中,治疗计划可能进行必要的修改和调整。

3.牙周炎的治疗是一项系统工程,应按一定顺序分阶段进行,主要包括基础治疗、手术治疗、维护期治疗。其中基础治疗是对每位牙周炎患者都应该实施的。

(1)应指导患者控制菌斑,正确使用适合患者本人的方法。

(2)进行龈上洁治和龈下刮治,去除牙石和菌斑。

（3）去除其他局部致病因素，如充填体或修复体的悬突及不良外形；充填龋齿；消除食物嵌塞；调整咬合等。

（4）对洁治、刮治反应不佳或有急性炎症（如牙周脓肿）时，可用抗菌制剂作为辅助。

（5）发现影响牙周炎治疗进程的全身危险因素，例如糖尿病、吸烟、免疫功能低下、长期用药情况等，必要时可请内科医师会诊。

（6）基础治疗结束后仍需复查和进行必要的复治。若牙周病情未能控制，或有其他手术指征，应考虑进行牙周手术。

4.在没有条件进行牙周系统治疗的情况下，医师应告知患者其牙周病情，并建议其到有条件的医疗机构进行治疗。

二、侵袭性牙周炎

【概述】

侵袭性牙周炎包含一组病情发展迅速、有时有家族聚集性的牙周炎。多数患者全身健康。相当于过去分类法的早发性牙周炎（即青少年牙周炎、青春前期牙周炎和快速进展性牙周炎），但也可由慢性牙周炎转变而来。其主要病理变化同慢性牙周炎。

【临床表现】

1.侵袭性牙周炎一般发生于 30 岁以下者，但也可发生于年龄较大者或儿童。

2.除了具有慢性牙周炎的主要特征外，一般来说，牙周组织的炎症和破坏程度重于菌斑、牙石等局部刺激的量。

3.本病可分局限型和广泛型。局限型多在青春期前后发病，主要侵犯第一恒磨牙和恒切牙，除此以外的牙齿不超过 2 颗。广泛型累及的牙齿多，至少包括 3 个非第一磨牙和切牙，病变广泛而严重，且发展迅速。

4.某些实验室检查在一定程度上有助于本病的诊断，例如：龈下菌斑中微生物的检测，白细胞功能等；局限型的 X 线片常表现为第一磨牙近、远中牙槽骨的弧形吸收等。

【诊断要点】

1.患者多为青春期前后甚至儿童的乳牙或恒牙,但也可发生于成人。

2.常有家族聚集史。

3.局限型主要侵犯第一恒磨牙和切牙,广泛型累及大部分牙齿。

【治疗原则及方案】

1.基本内容和步骤同慢性牙周炎。

2.应向患者说明本病的危害性、不治疗的后果,取得患者对自己疾病的了解,有利于积极配合治疗。

3.必要时可在洁治和刮治的基础上辅以全身或局部应用抗菌药。

4.局限型和广泛型均表现为快速进展性破坏,但也可有自限性。

5.远期疗效取决于患者的依从性和定期的复查和维护治疗,复查的间隔应适当缩短。

6.有可能时,检查其家庭成员是否有牙周炎。

三、反映全身疾病的牙周炎

【概述】

有一些全身疾病的患者较容易患牙周炎,或牙周炎发展较快,且对常规治疗反应欠佳。在诊断此类牙周炎时应仔细了解病史,进一步做必要的检查并相应地调整治疗计划。应告知患者其全身疾病与牙周炎之间可能相互影响。

【临床表现】

1.糖尿病

(1)未被诊断或未经控制的糖尿病患者,其牙周组织的炎症和破坏常明显地重于局部刺激因素。

(2)容易发生单个或多个牙的急性牙周脓肿。

(3)对常规的牙周治疗反应欠佳或易复发。

2.掌跖角化-牙周破坏综合征

(1)为常染色体显性遗传疾病,较罕见。

(2)乳牙和恒牙均可相继受累并脱落。

(3)病情发展迅速,对常规治疗反应不佳。

(4)常伴有手掌、足跖、肘、膝处的局限性皮肤过度角化。

(5)多有白细胞功能缺陷。

3.人类免疫缺陷病毒(HIV)感染和艾滋病

(1)牙周组织破坏严重,可反复发生坏死、溃疡性牙龈炎或坏死溃疡性牙周炎。

(2)牙龈缘可有线形红斑(LGE)。

(3)可伴有舌缘的毛状白斑、口腔多处的白色念珠菌感染、卡波西肉瘤等。

(4)龈下菌斑中可检出较多的白色念珠菌。

(5)血清 HIV 抗体阳性。

(6)全身衰弱、易感染。

【治疗原则】

1.判断糖尿病是否已被控制,病情控制而稳定者一般疗效良好。

2.牙周治疗当天应按医嘱服药,恰当地控制饮食,减少其紧张和焦虑。

3.对血糖控制不佳者,一般只作应急治疗,并辅以全身使用抗生素。

4.咨询内科或其他科医师,并作出书面记录。尽量取得全身疾病的控制或好转,以减少其对牙周治疗的影响。

5.牙周治疗的目标和计划应根据全身情况而定。例如常规牙周治疗或应急处置、减缓牙周炎的进展等。

四、牙周-牙髓联合病变

【概述】

牙周和(或)牙髓的感染经由根尖孔、副根管或牙槽骨而互相扩散、蔓延,形成牙髓、根尖周围和牙周组织的病变相通。也可发生于牙根折断的牙齿。

【临床表现】

1.牙龈多有明显的红肿、疼痛,可有溢脓或形成窦道。

2.牙周探诊通常可达根尖区,牙松动,有不同程度的叩痛。

3.X线片显示围绕牙周和根尖或根分叉区的广泛阴影。

4.牙髓的活力测验迟钝或无反应,但也可以反应正常。

5.逆行性牙髓炎可表现为典型的急性牙髓炎症状。

6.多根牙的病变可涉及同一个牙的一个或多个根分叉区,可以互不相通或相通。

【治疗原则及方案】

1.根据感染源和患牙破坏的程度评价预后,决定治疗或拔除患牙。

2.从牙周袋内引流或切开引流,冲洗,局部敷药。

3.急性炎症控制后,必要的牙髓治疗应与牙周治疗同步进行。

4.必要时进行牙周翻瓣手术,彻底清创。

5.多根牙的牙周破坏局限于一个根者,可在根管治疗后,截除患根或半个患牙。

五、根分叉病变

【概述】

牙周炎的牙槽骨吸收和牙周袋累及磨牙或双尖牙的根分叉区。可发生于任何类型的牙周炎。

【临床表现】

1.根分叉区有不同深度的牙周袋,分叉区可以被牙周袋软组织覆盖或暴露。

2.轻、中度的根分叉病变可用弯探针探入,重度者可颊、舌侧贯通(或近中/颊、远中/颊相通)。

3.X线片显示根分叉区骨质透射区,但X片表现一般轻于临床所见,且影像重叠,故仅做参考。

4.其他表现同慢性牙周炎。根分叉病变较易发生牙周脓肿,重症者牙有松动。

5.有的患牙有牙髓病变,可能为牙髓-牙周联合病变,应尽量明确诊断和处理。

【治疗原则及方案】

1.尽量清除根分叉区的菌斑、牙石,也可在直视下作翻瓣手术。

2.可通过下列不同的手术方法形成有利于控制菌斑的解剖外形,如消除深袋,使分叉区暴露,易于清洁。

3.早期病变可尽量争取一定程度的牙周组织新附着。

4.轻度病变可用翻瓣术使牙周袋变浅,修整根分叉处的骨外形,使利于控制菌斑。

5.对根分叉处有深袋或牙龈退缩,难以覆盖分叉区或导致新骨形成者,有条件时可做根向复位瓣手术和骨成形术,充分暴露根分叉,并指导患者正确清除该处的菌斑。

6.未贯通的根分叉病变,龈瓣能充分覆盖者,可用引导性牙周组织再生术或植骨术来促进新附着。

7.病变已贯通或某一根的骨吸收严重有深袋者,可截除该患根,保留余根,以延长该牙的寿命。

六、牙周脓肿

【概述】

牙周袋袋壁内发生局限的急性化脓性感染。可发生于任何类型牙周炎晚期的深袋,若不彻底治疗,可以反复发作,也可能转为慢性脓肿。

【临床表现】

1.牙龈红肿光亮,呈半球状突起,位置较靠近龈缘,范围广泛者可接近龈颊沟处。

2.疼痛明显,可有跳痛、触压痛。

3.患牙松动,有挺出感,叩痛。

4.探诊有深牙周袋,但急性炎症时的探诊常比组织学的实际袋底位置更深。

5.X线片显示重度的牙槽骨吸收。

6.深袋的牙周脓肿可能伴有牙髓炎或病变,应与急性牙槽脓肿鉴别。

【治疗原则和方法】

1.应尽快消除急性炎症和症状。

2.脓肿出现波动时,可从袋内壁刺破脓腔,或从脓肿表面切开引流脓液。

3.脓肿尚未出现波动时,可全身或袋内局部应用抗菌剂,以促消炎。

4.全口多个牙可同时或先后发生急性牙周脓肿,此时应给全身支持疗法,并寻找有无全身疾病等背景。

第三章　口腔黏膜病

第一节　口腔黏膜感染性疾病

一、口腔单纯疱疹

口腔单纯疱疹是由单纯疱疹病毒（HSV）等所致的皮肤黏膜病的口腔表现。临床上以出现簇性小水疱为特征，有自限性，易复发，可传染。

【病因】

人单纯疱疹病毒可分为Ⅰ型和Ⅱ型，口腔单纯疱疹由Ⅰ型单纯疱疹病毒引起。病变大多局限于皮肤黏膜表层。新生儿、严重营养不良或有其他感染的儿童、免疫缺陷和应用免疫抑制剂者，感染病毒后可发生血行播散。原发性感染多为隐性，仅有10%的患者出现临床症状。原发感染发生后，病毒可持续潜伏在体内。当机体抗病力减弱时体内潜伏的病毒即活跃而引起发病。

【发病机制】

口腔单纯疱疹病毒感染的患者及无症状的带病毒者为传染源，主要通过飞沫、唾液及疱疹液直接接触传播，也可以通过食具和衣物间接传染。

单纯疱疹病毒初次进入人体，造成原发感染，大多无临床症状或呈亚临床感染。此后病毒可沿感觉神经干周围的神经迁移而感染神经节，如口面部的三叉神经节，也可潜伏于泪腺及唾液腺内。机体遇到激发因素如紫外线、创伤、感染、胃肠功能紊乱、妊娠、劳累及情绪、环境等改变,可使体内潜伏的病毒活化,疱疹复发。有学者认为,人类单纯疱疹病毒Ⅰ型与唇癌有关。

【病理】

上皮细胞出现棘层气球变性和网状变性,细胞彼此分离,形成水疱。气球变性的上皮细胞多在水疱底部。细胞核内有嗜酸性病毒小体(包涵体)。

【临床表现】

1.原发性疱疹性口炎

原发性疱疹性口炎是最常见的由Ⅰ型单纯疱疹病毒引起的口腔病损,又称急性疱疹性龈口炎。该病以6岁以下儿童较多见,成人也可罹患,6个月至2岁幼儿更易发生。

原发性疱疹性口炎的病程大致分为以下几个阶段。

(1)前驱期:常有接触史。潜伏期为4~7d,以后患儿流涎、拒食、烦躁不安,出现发热、头痛、疲乏不适、全身肌肉疼痛,甚至咽喉肿痛等急性症状,颌下和颈上淋巴结肿大、触痛。经过1~2d后,口腔黏膜广泛充血水肿,附着龈和龈缘也常出现急性炎症。

(2)水疱期:口腔黏膜任何部位皆可发生似针头大小的成簇小水疱,特别是邻近乳磨牙或前磨牙的上腭和龈缘处更明显。水疱直径约2mm,圆形,水疱疱壁薄、透明,溃破后形成浅表溃疡。

(3)糜烂期:水疱溃破后可引起大面积糜烂,并能造成继发感染,上覆黄色假膜。除口腔内的损害外,唇和口周皮肤也有类似病损,疱破溃后形成痂壳。

(4)愈合期:糜烂面逐渐愈合,整个病程需7~10d。

血液中抗病毒抗体在发病的14~21d最高,虽可保持终生,但不能防止复发。

2.复发型疱疹性口炎

有30%~50%的原发性疱疹感染愈合后可能发生复发性损害,多见于成人。一般复发感染的部位在口唇或接近口唇处,故又称复发性唇疱疹。复发的口唇损害有3个特征。

（1）损害总是以起疱开始，常为多个成簇的疱。

（2）损害复发时，总是在原先发作过的位置，或邻近原先发作过的位置。

（3）复发的前驱阶段，患部有烧灼痒感，随即出现红斑及簇集性红色小丘疹，疱液澄清，水疱破裂后呈现糜烂面，数日后干燥结痂。该病病程约10d，但继发感染常有延缓愈合的过程，并使病损处出现小脓疱，愈合后不留瘢痕，但可有色素沉着。

【诊断】

依照临床表现即可诊断。

【鉴别诊断】

1.带状疱疹

三叉神经带状疱疹是由水痘带状疱疹病毒引起的颜面皮肤和口腔黏膜的病损。水疱较大，沿三叉神经的分支排列成带状，但不超过中线。疼痛剧烈，甚至损害愈合后在一段时期内仍有疼痛。本病任何年龄都可发生，愈合后多不再复发。

2.手足口病

手足口病是因感染柯萨奇病毒和肠道病毒71型所引起的皮肤黏膜病。该病好发于3岁以下儿童，夏秋季更多见，起病突然，然后在口腔黏膜、手掌、足底出现散在水疱、丘疹与斑疹。

3.疱疹样口疮

疱疹样口疮损害为单个小溃疡，散在分布，病程反复，无发疱期；溃疡数量较多，主要分布于口腔内角化程度较差的黏膜处，不涉及牙龈，无皮肤损害，儿童少见。

4.疱疹性咽峡炎

疱疹性咽峡炎是由柯萨奇病毒所引起的口腔疱疹损害，临床表现较似急性疱疹性龈口炎，但前驱期症状和全身反应都较轻，病损的分布只限于口腔后部，很少发于口腔前部，牙龈不受损害，病程大约7d。

5.疱疹样阿弗他溃疡

疱疹样阿弗他溃疡好发于女性,青壮年多见。病损一般不累及咀嚼黏膜,散在分布,不聚集成簇,反复发作,无皮肤损害,局部症状以疼痛为主。

【治疗】

1.全身用药

(1)核苷类抗病毒药:目前认为核苷类药物是抗 HSV 最有效的药物。此类药主要有阿昔洛韦、伐昔洛韦、泛昔洛韦等。

(2)免疫增强剂:若患者免疫功能低下,可应用胸腺素肠溶片,也可选匹多莫德、转移因子、左旋咪唑等。

2.局部治疗

(1)0.1%~0.2%葡萄糖酸氯己定溶液、复方硼酸溶液、0.1%依沙吖啶溶液漱口。此类药物皆有消毒杀菌作用。

(2)3%阿昔洛韦软膏或酞丁安软膏局部涂擦,可用于治疗唇疱疹。

二、带状疱疹

带状疱疹是由水痘-带状疱疹病毒(VZV)所引起的疾病,以沿单侧周围神经分布的簇集性小水疱为特征,常伴有明显的神经痛。

【病因】

本病的致病病原体为水痘-带状疱疹病毒,侵犯儿童引起水痘,侵犯成年人及老年人则引起带状疱疹。机体患水痘后为不全免疫,患带状疱疹后为完全免疫,很少复发。

【病理】

带状疱疹的疱底可见气球样变性上皮细胞,细胞核内有嗜酸性包涵体,可见显著的细胞间及细胞内水肿,血管扩张及多核白细胞、淋巴细胞浸润。

【临床表现】

1.本病好发于夏秋季,常有低热、乏力等前驱症状,将发疹部位有疼痛、烧灼感,三叉神经带状疱疹可出现牙痛。本病最常见为胸腹或腰部带状疱疹,约占整个病变的70%;其次为三叉神经带状疱疹,约占20%,损害沿三叉神经的三支分布。60岁以上的老年人三叉神经较脊神经更易罹患该病。

2.疱疹初起时颜面部皮肤呈不规则或椭圆形红斑,数小时后在红斑上发生水疱,逐渐增多并能融合为大疱,严重者可为血疱,有继发感染则为脓疱。数日后,疱浆混浊而吸收,终呈痂壳,1~2周脱痂,遗留的色素也逐渐消退,一般不留瘢痕,损害不超越中线。老年人的病程常为4~6周,也有超过8周者。

3.口腔黏膜的病损区疱疹密集,溃疡面较大,病损仅限于单侧。三叉神经第一支除侵袭额部外,也可累及眼角黏膜,甚至引起失明;第二支累及唇、腭及颞下部、颧部、眶下皮肤;第三支累及舌、下唇、颊及颏部皮肤。此外,病毒入侵膝状神经节可出现外耳道或鼓膜疱疹,膝状神经节受累同时侵犯面神经的运动和感觉神经纤维时,表现为面瘫、耳痛及外耳道疱疹三联征,称为Ramsay-Hunt综合征。

4.带状疱疹常伴有神经痛,剧烈疼痛为本病特征之一,但多在皮肤黏膜病损完全消退后1个月内消失。少数患者可持续1个月以上,称为带状疱疹后遗神经痛,常见于老年患者,可能存在半年以上。

【诊断】

根据特征性的单侧皮肤-黏膜疱疹,沿神经支分布及剧烈的疼痛,一般易于诊断。

【治疗】

1.全身治疗

全身给予抗病毒、增强免疫、止痛及神经营养药物。慎用糖皮质激素,病情严重者早期可考虑给予糖皮质激素,以消炎止痛、防止脑神经及眼部损害。继发感染者可使用抗生素。

2.局部治疗

局部注意消毒、防腐,控制继发感染。

（1）口内黏膜病损：若有糜烂溃疡，可用 2.0％～2.5％四环素液、0.1％～0.2％氯己定或 0.1％高锰酸钾液含漱，5％金霉素甘油糊剂局部涂擦。

（2）口周和颌面部皮肤病损：疱疹或溃破有渗出者，用纱布浸消毒防腐药水湿敷，可减少渗出，促进炎症消退，待无渗出并结痂后可用少量 3％阿昔洛韦软膏或酞丁安软膏局部涂擦。

三、手足口病

手足口病是一种发疹性传染病，主要是由多种肠道病毒引起，以手、足皮肤和口腔黏膜疱疹或破溃后形成溃疡为主要临床特征。

【病因】

肠道病毒 71 型与柯萨奇病毒 A16 是手足口病的主要病原体，前者常侵犯较大儿童及成年人，而后者多在婴幼儿中流行。

【临床表现】

1.潜伏期 3～4d，大多数患儿是突然发病，首先表现为 1～3d 的持续低热，同时伴有头痛、咳嗽、流涕、口腔和咽喉部疼痛等症状。

2.发热的同时或发热 1～2d 后，出现皮疹，呈离心状分布，多见于手指、足趾背面及指甲周围，手掌、足底、会阴及臀部也可见。初起为玫红色斑丘疹，1d 后形成半透明小水疱，若不破溃感染，2～4d 可吸收干燥成深褐色薄痂，愈后无瘢痕。

3.颊黏膜、软腭及舌缘可见散在红斑及小疱疹，疱疹破溃后会形成溃疡，周围黏膜红肿，疼痛感较重，患儿常表现出烦躁、哭闹、流口水、拒食等。

4.病程 7d 左右，可自愈，绝大部分患儿预后较好，少数重症患儿可合并心肌炎、脑炎。

【诊断】

诊断要点为夏秋季幼托单位群体发病，3 岁以下幼儿多见，手足口部位突发性疱疹，皮肤上水疱不易破溃，全身症状轻，可自愈。

发病初期在唾液、疱液及粪便中可分离出病毒,疱液中分离病毒最准确。

【鉴别诊断】

该病应注意与疱疹性咽峡炎、水痘鉴别。

1.疱疹性咽峡炎

疱疹性咽峡炎为柯萨奇 A4 病毒引起,好发于软腭及咽周,且无手足的病变。

2.水痘

水痘由带状疱疹病毒引起,病程更长,为 2~3 周。皮疹最密集的部位则是前后胸、腹背部等躯体部位,不呈离心性分布。可接种疫苗进行预防。

【治疗】

手足口病属国家丙类法定传染病,口腔医师一旦发现手足口病患者,应严格按照《中华人民共和国传染病防治法》和《传染病信息报告管理规范》的有关规定进行报告。

1.全身治疗

(1)可口服病毒唑。

(2)对症治疗:病情轻微者,可对症治疗,选用具有抗病毒作用的中成药,如口炎颗粒、小儿咽扁冲剂。

2.局部用药

针对口腔溃疡,可用各种糊剂及含片。

3.隔离观察

发病开始隔离 7~10d,饮食宜清淡、无刺激性,忌食辛辣及鱼、虾、肉类等易使病情加重的食物。饮食温度不宜过高,食用过热的食物可以刺激破溃处引起疼痛,不利于病变愈合。可口服维生素类药物以促进溃疡愈合。

四、口腔念珠菌病

口腔念珠菌病是念珠菌属感染所引起的急性、亚急性或慢性口腔黏膜疾病。

【病因】

本病由念珠菌且主要是白色念珠菌感染引起。念珠菌为条件致病菌,可存在于正常人的口腔、咽、肠道、阴道和皮肤等处。正常人口腔带菌者为30%~50%,当全身或局部抵抗力下降时,念珠菌由非致病性转化为致病性细菌。

白色念珠菌和热带念珠菌致病力最强,也是念珠菌中最常见的病原菌。

【病理】

本病的病理特征是在棘细胞层上方,白色念珠菌菌丝侵入增厚的不全角化上皮,形成上皮斑,PAS染色可见菌丝垂直侵入角化层,其基底处炎细胞聚集,并形成微脓肿。棘细胞层常有增生,固有层慢性炎细胞浸润。

【临床表现】

口腔念珠菌病根据其发病情况可分为急性假膜型念珠菌病、急性萎缩型念珠菌病、慢性萎缩型念珠菌病和慢性增殖型念珠菌病。

1.急性假膜型念珠菌病

(1)又叫鹅口疮、雪口病,可发生于任何年龄的人,但多见于新生儿、小婴儿。

(2)可发生于口腔的任何部位,以舌、颊、软腭、口底等处多见。

(3)病程为急性或亚急性。

(4)新生儿鹅口疮多在出生后2~8d内发生,好发部位为颊、舌、软腭及唇。损害区首先有黏膜充血、水肿,口内有灼热、干燥、刺激等症状。经过1~2d,黏膜上出现散在白色斑点,状如凝乳,呈半黏附性,略微高起。随后小点逐渐融合扩大,成为形状不同的白色或蓝白色丝绒状斑片,并可继续扩大蔓延至扁桃体、咽部、牙龈。早期黏膜充血较明显,故呈鲜红色与雪白的对比。经过数日,白色斑块的色泽转为微黄,日久则可变成黄褐色。白色斑片与黏膜粘连,不易剥离,若强行撕脱,则暴露出血创面,但不久又被新生的斑片所覆盖。

(5)患者有口干、烧灼感及轻微疼痛。患儿烦躁拒食、啼哭不安,全身反应较轻。部分患者可有体温升高。少数病例可能蔓延至食管和支气管,引起念珠菌性食管炎或肺念珠菌病。少数病人还可并发幼儿泛发性皮肤念珠菌病、慢性黏膜皮肤念珠菌病。

2.急性萎缩型念珠菌病

(1)又称急性红斑型念珠菌病、抗生素性口炎,多见于成年人。

(2)患者多有服用大量抗生素和激素史,且大多数患者患有消耗性疾病,如白血病、营养不良、内分泌紊乱、肿瘤化疗后等。某些皮肤病如系统性红斑狼疮、银屑病、天疱疮等,在大量应用青霉素、链霉素的过程中,也可发生念珠菌性口炎。

(3)以舌黏膜多见,两颊、上腭、口角、唇等部位亦可发生。舌部好发于舌背中线处。

(4)口腔黏膜充血,形成广泛的红色斑块,边缘不整齐,局部丝状乳头呈团块萎缩,周围舌苔增厚。患者常有味觉异常或味觉丧失,口腔干燥。病变双侧的丝状乳头增生与病变区形成明显的界线,严重时在萎缩的病变区可形成小的溃疡面,相对应的腭黏膜可出现充血的红斑区、疼痛并有明显的烧灼感。

3.慢性萎缩型念珠菌病

(1)又称慢性红斑型念珠菌病、义齿性口炎。

(2)好发于戴上颌义齿和正畸矫正器的患者,也可发生于一般患者。损害部位常在上颌义齿侧面接触之腭、龈黏膜,多见于女性患者。

(3)临床表现为义齿承托区黏膜广泛发红,形成鲜红色弥散红斑,在红斑表面可有颗粒增生。舌背乳头可萎缩,舌质红,可有轻度口干和烧灼感,常伴有口角炎。该病呈慢性病程,可持续数月至数年,可复发。

4.慢性增殖型念珠菌病

(1)又称慢性肥厚型念珠菌病。

(2)常发生于吸烟或口腔卫生差的患者。有些患者发病与全身疾病有关,如血清铁低下、内分泌失调等。可见于颊黏膜、舌背及腭部。

(3)由于菌丝深入黏膜或皮肤的内部,引起角化不全、棘层肥厚、上皮增生、微脓肿形成以及固有层乳头的炎细胞浸润,而表层的假膜与上皮层附着紧密,不易剥脱。组织学检查,可见到轻度到中度的上皮不典型增生。高龄患者应提高警惕,争取早期活检,以明确诊断。

(4)本型的颊黏膜病损,常对称地位于口角内侧三角区,呈结节状或颗粒状增生,或为固着紧密的白色角化斑块,类似一般黏膜白斑。腭部病损可由义齿性口炎发展而来,黏膜呈乳头状或结节状增生;舌背病损,可表现为丝状乳头增殖。肥厚型念珠菌口炎可作为慢性黏膜皮肤念珠菌疾病症状的一个组成部分,也可见于免疫不全综合征和内分泌功能低下的患者。

【诊断】

根据各型临床表现,配合念珠菌涂片、培养和鉴定,一般比较容易诊断。

【鉴别诊断】

急性假膜型念珠菌口炎,应与急性球菌性口炎、梅毒黏膜斑及口腔白斑相鉴别。

1.急性球菌性口炎

由金黄色葡萄球菌、溶血性链球菌、肺炎双球菌等球菌感染引起,儿童和老年人易罹患,可发生于口腔黏膜任何部位。病损区充血水肿明显,大量纤维蛋白原从血管内渗出,凝结成灰白色或灰黄色假膜,表面光滑致密,略高出于黏膜面。假膜易被拭去,遗留糜烂面而有渗血。区域淋巴肿大,可伴有全身反应。涂片检查或细菌培养可确定主要的病原菌。

2.梅毒黏膜斑

由梅毒螺旋体感染引起。灰白色微隆斑片,不能拭去,抗生素治疗有效。

3.口腔白斑

该病呈慢性病程,病因不明。苍白色粗糙斑块,不能拭去。

【治疗】

1.全身治疗

用药原则以局部抗真菌为主,对病情严重者联合全身使用抗真菌药。用药疗程应足够长,即使症状消失后,仍需坚持用药7~14d,以避免复发。婴幼儿患者应母婴同治。禁用糖皮质激素。

2.局部治疗

(1)去除局部刺激因素。

(2)2%~4%碳酸氢钠溶液:用于哺乳前后洗涤口腔,以消除能分解产酸的残留凝乳或糖类,使口腔成为碱性环境,可阻止白色念珠菌的生长和繁殖。轻症患儿一般不用其他药物,病变在2~3d内即可消失,但仍需继续用药数日,以预防复发。也可用本药在哺乳前后洗净乳头,以免交叉感染或重复感染。

患慢性消耗性疾病者及确需长期服用抗生素或免疫抑制剂者可预防性使用。

成人可用碱性漱口液含漱,每日3~4次。疼痛者饭前可用2%普鲁卡因含漱。较重的患者可用10万U霉菌素甘油液涂擦。

(3)甲紫水溶液:口腔黏膜以用0.5%浓度为宜,每日涂擦3次,以治疗婴幼儿鹅口疮和口角炎。

(4)抗真菌药物:①制霉菌素:局部可用5万~10万U/ml的水混悬液涂布,每2~3h一次,涂布后可咽下。也可用含漱剂漱口,或制成含片、乳剂等。②咪康唑:散剂可用于口腔黏膜,霜剂适用于舌炎及口角炎,疗程一般为10d。咪康唑凝胶涂口腔患处与义齿组织面,每天4次,治疗义齿性口炎疗效显著。0.5%酮康唑溶液涂擦,每日3次,或用

2％酮康唑霜剂局部涂擦,每日1～2次,效果良好。1％～5％克霉唑霜涂擦,可治疗念珠菌口角炎及念珠菌唇炎。

五、口腔结核

口腔结核是由结核杆菌通过黏膜或皮肤的创伤而引起的口腔慢性特异性的病损,以顽固性浅表溃疡或肉芽肿为其特点,包括口腔黏膜结核初疮、口腔结核性溃疡、口腔寻常狼疮等。其中以结核性溃疡最常见。

【病因】

病原菌为结核杆菌,口腔病损多由痰中和消化道的结核菌引起。

【病理】

病变组织中可见结核结节,结节的中心为干酪样坏死,其外环绕着多层上皮样细胞和朗格汉斯巨细胞(多核巨细胞)。最外层有密集的淋巴细胞浸润。

【临床表现】

1.结核初疮(原发性综合征)

(1)临床上不常见,多发于儿童,成人也可见。

(2)发生在口腔的典型损害,常位于口咽和舌部。

(3)结核菌素试验阴性者,口腔黏膜可能为结核杆菌首先入侵部位。入侵处可出现小结,进一步发展为顽固性溃疡,周围有溃疡称结核初疮。一般无痛感,局部淋巴结疼痛。

2.结核性溃疡

(1)口腔中最常见的继发性结核损害。

(2)结核性溃疡常见于舌部。

(3)病损区表现为慢性持久性溃疡,边界清楚或呈线形,表现为浅表、微凹而平坦的溃疡,其底部覆有少许脓性渗出物,除去渗出物后,可见暗红色的桑葚样肉芽肿。溃疡边缘微隆,呈鼠啮状,并向中央卷曲,形成潜掘状边缘。溃疡基底的质地可能与周围正常黏膜组织近似。仔细观察溃疡表面,有时在边缘处可看到黄褐色粟粒状小结节。患者疼痛程度不等,以舌部溃疡疼痛较明显。

3.寻常狼疮

(1)临床较少见。一般见于无结核病灶且免疫功能较好的青少年或儿童。

(2)早期损害为一个或数个绿豆大小的发红的小结节,质稍软,略高出皮肤表面,边界清楚。若以透明玻璃片进行压诊检查,可见结节中央呈圆形的苹果酱色,周围正常皮肤呈苍白色。若继发感染,则可发生坏死,形成大块组织缺损,似狼噬状,故称狼疮。疼痛明显。

(3)寻常狼疮的口腔损害也可能表现为硬化性肉芽肿。

【诊断】

根据临床特点,特别对于无复发史而又长期不愈的浅表溃疡,应怀疑为此种损害。此外,结核史、结核菌素试验、胸部透视或 X 射线片检查、周围血红细胞沉降率、抗酸染色、浓缩集菌培养等,均有诊断价值。颌骨 X 射线摄影,有助于结核性骨髓炎的诊断。口腔结核损害的确诊,主要取决于活体的组织病理学检查。

【鉴别诊断】

1.创伤性溃疡

溃疡的形态常与慢性机械损伤因子基本契合,除去创伤因子后,损害可逐渐好转。

2.梅毒

有不洁性接触史,典型表现为硬下疳或黏膜白斑,有溃疡或穿孔的梅毒瘤性浸润,常类似结核性病变。鉴别诊断应通过梅毒血清试验、结核菌素试验。

3.深部霉菌感染

如孢子丝菌病、芽生菌病和球孢子虫病,都可有类似结核溃疡和肉芽肿的表现。可采用真菌培养、活体组织检查等鉴别。

4.腺周口疮

有口腔溃疡反复发作史,溃疡深大,常伴有小溃疡,有自限性,愈后有瘢痕形成。

5.癌性溃疡

溃疡深大,病变进展迅速,基底有细颗粒状突起,溃疡呈菜花状,基底,和边缘较结核溃疡更硬,触淋巴结坚硬粘连。

【治疗】

1.全身治疗

全身抗结核治疗,根据情况选用抗结核药物,如异烟肼、利福平、对氨水杨酸钠及链霉素等,至少用药 6 个月。

2.局部治疗

除注意控制继发感染及对症治疗外,还可于病损处用抗结核药物。比如用链霉素 0.5g,隔日 1 次,于病损处局部注射。

六、球菌性口炎

球菌性口炎是由致病性球菌引起的急性球菌性感染性口炎,临床上以形成均匀致密的假膜性损害为特征,故又称伪膜性口炎。

【病因】

主要致病菌有金黄色葡萄球菌、草绿色链球菌、溶血性链球菌、肺炎双球菌等。通常金黄色葡萄球菌感染以牙龈多见,肺炎双球菌好发于硬腭、舌腹、口底及颊黏膜,而链球菌感染多见于唇、颊、软腭、口底等部位黏膜。

【临床表现】

可发生于口腔黏膜任何部位,口腔黏膜充血,局部形成边界清楚的糜烂或溃疡。在溃疡或糜烂的表面覆盖着一层假膜,假膜特点是较厚而微突出黏膜表面,致密而光滑,呈黄色或灰黄色,界限清楚。假膜不易被擦去,如用力擦去后,下方可见出血的创面。患者疼痛明显,口臭,淋巴结肿大、压痛,常伴有全身不适、体温升高等。

【诊断】

急性发病,结合临床表现及涂片镜检、细菌培养等实验室检查可辅助诊断。

【鉴别诊断】

1.鹅口疮(急性假膜型念珠菌病)

在口腔黏膜充血的基础上可见白色凝乳状斑点或斑片,涂片或培养可见霉菌菌丝和孢子。

2.坏死性龈口炎

受累黏膜可见坏死性溃疡,自发性出血,疼痛明显,典型的腐败性口臭,灰黄色或灰黑色无光泽假膜,坏死区涂片可见到大量梭状杆菌和螺旋体。

【治疗】

1.全身治疗

(1)抗炎,控制感染,可给予抗生素和磺胺类药物。

(2)多休息、多饮水,适当补充维生素 C 及 B 族维生素。

2.局部治疗

(1)口腔局部止痛用 1%普鲁卡因饭前含漱,或涂擦含有麻药的溃疡膏。

(2)控制感染可用 0.1%雷夫奴尔、0.05%洗必泰漱口液含漱。

第二节 口腔黏膜溃疡类疾病

一、复发性阿弗他溃疡

复发性阿弗他溃疡又名复发性阿弗他口炎、复发性口腔溃疡、复发性口疮等。患病率为 10%～30%,是最常见的溃疡性损害,居口腔黏膜病的首位。本病周期性复发但又有自限性,为孤立的、圆形或椭圆形的浅表性溃疡,痛感明显,以女性多见。

【病因】

该病病因不清,现认为与下列因素有关。

1.免疫因素

复发性口腔溃疡可能和免疫功能低下或免疫缺陷有关,也有人认为体液免疫和自身免疫反应是复发性口腔溃疡的病因之一。

2.遗传因素

对复发性口腔溃疡的单基因遗传、多基因遗传、遗传标记物等的研究表明,复发性口腔溃疡的发病有遗传倾向。

3.系统性疾病

胃溃疡、十二指肠溃疡、肝炎、肝硬化、胆管疾病及内分泌紊乱的病人,患复发性口腔溃疡的概率显著增加。

4.其他因素

细菌和病毒感染、微量元素缺乏、局部创伤、黏膜角化程度等因素都与复发性口腔溃疡的发生有关。

【病理】

组织病理学表现为非特异性炎症。早期呈急性炎症,上皮层细胞水肿变性,继而局限性坏死形成溃疡,其表面有纤维素性渗出,下方有少量坏死组织。固有层有大量炎症细胞浸润,胶原纤维可水肿、玻璃样变或断裂消失。腺周口疮的病变与以上基本变化相同,但范围大而深,且唾液腺腺泡破坏,腺管扩张,腺管上皮增生。

【临床表现】

临床根据溃疡的大小和数目分为轻型阿弗他溃疡、疱疹样阿弗他溃疡和重型阿弗他溃疡。

1.轻型阿弗他溃疡

(1)溃疡周期性反复发作,有自限性,好发于黏膜上皮角化较差的区域。

(2)溃疡直径多为2~5mm,边缘整齐,病变有"红、黄、凹、痛"的特点,即溃疡中心稍凹陷,基底不硬,周围有1mm的充血红晕,表面有黄白色假膜覆盖,灼痛明显。

(3)分为发作期、愈合期和间歇期。发作期又细分为前驱期和溃疡期。前驱期有黏膜局部不适、触痛或灼痛感;约24h后出现白色或红色丘疹状小点;2～3d后上皮破损,进入溃疡期;再经4～5d后红晕消失,溃疡愈合,不留瘢痕。

(4)一般溃疡7～10d可自愈,愈合后不留瘢痕。

(5)间歇期长短不一,一般初发时间歇长,以后间歇期越来越短。

2.疱疹样阿弗他溃疡

又称阿弗他口炎。

(1)溃疡直径小于2mm,但数目多,可达10～30个或更多。

(2)溃疡散在分布于口腔内,可发生于口腔黏膜任何部位,病变不成簇,似满天星,溃疡周围黏膜充血。唾液增多,疼痛明显,相应局部淋巴结肿大,有时伴有头痛、发热等症状。

(3)愈后不留瘢痕。

3.重型阿弗他溃疡

又称复发性坏死性黏膜腺周围炎、腺周口疮。

(1)溃疡数目少,多为单发,2～3个以上少见,周围可有轻型口疮。溃疡直径大于5mm,可达1～2cm以上,周围黏膜水肿,边缘隆起,溃疡底部坏死,中央凹陷,呈弹坑状,疼痛剧烈,有时伴有相应部位淋巴结肿大。

(2)起初病变好发于口角,逐渐向口腔后部移行。

(3)病损持续时间长,可达3个月到半年,也有自限性。

(4)溃疡波及黏膜下层及腺体,愈合后留有瘢痕,甚至造成舌尖、腭垂的缺损。

【诊断】

根据临床表现和自限性、复发性的规律即可诊断。

1.口腔溃疡呈周期性复发。

2.口腔黏膜出现"红、黄、凹、痛"的圆形或椭圆形溃疡。

3.溃疡具有自愈性。

4.全身情况一般良好。

【鉴别诊断】

1.白塞病

白塞病是一种全身多系统受损的疾病,反复发作的口腔溃疡是其基本症状之一。

白塞病还有以下临床表现:①外阴部反复发作溃疡;②皮肤病变可出现结节性红斑、针刺反应阳性等;③眼睛病变可出现角膜结膜炎、虹膜睫状体炎和前房积脓等三个基本症状。特殊症状有关节疼痛及消化系统、心血管系统、神经系统、呼吸系统、泌尿系统等全身损害。

2.褥疮性溃疡

主要有如下特点:①有创伤因素,最常见为口腔内持久的机械刺激(如残根、残冠等)和不良习惯;②溃疡外形与刺激物形状相吻合,溃疡边缘轻微隆起,周围发白水肿,可有炎性浸润;③疼痛多不明显;④去除刺激因素后溃疡1~2周多可愈合,愈合后一般不留瘢痕。

3.癌性溃疡

口腔恶性肿瘤中的95%为鳞状细胞癌,鳞癌多表现为溃疡形式。癌性溃疡有如下特点:①中年以后多发;②口腔内无创伤刺激因素;③溃疡深大,边缘高起,表面不平,有颗粒样增生,周围及基底浸润发硬,溃疡持久不愈;④早期无明显症状,一般疼痛不明显;⑤病变进展迅速,无自限性;⑥早期淋巴结无明显改变,很快相应部位淋巴结肿大、发硬,甚至与周围组织粘连;⑦病理组织检查有癌症表现。

4.结核性溃疡

溃疡周边有轻度炎症浸润,呈鼠噬状,有时在溃疡边缘可看到黄褐色粟粒状小结,溃疡底部有肉芽组织。无自发性,无自限性。X射线片可见肺部结核灶。

【治疗】

1.全身治疗

以去除可能的致病因素、减少复发、促进溃疡愈合为原则。

（1）治疗相关疾病,如积极治疗胃、十二指肠溃疡及活动性肝炎等。

（2）适当补充维生素和微量元素。

（3）免疫增强剂治疗,如转移因子口服液、左旋咪唑等。

2.局部治疗

主要是消炎、止痛、促进溃疡愈合。

（1）消炎治疗:药膜可保护溃疡面,延长药物作用效果。如醋酸地塞米松双层粘贴片,华素片 0.5mg 含化。

（2）止痛:1%地卡因、0.5%盐酸达可罗宁液表面涂布麻醉,0.5%～1%普鲁卡因含漱。

（3）促进溃疡愈合:溃疡膜、溃疡散、养阴生肌散、西瓜霜喷剂等局部涂抹,一天数次。

（4）皮质激素局部封闭:深大的腺周口疮经久不愈,可用 2.5%醋酸强的松龙混悬液 0.5～1.0ml,加入 2%普鲁卡因 0.3～0.5ml 在溃疡基底部注射,每周一次。

【预后及预防】

该病预后良好,但常因反复发作、疼痛明显而影响患者的日常生活。平时应注意从以下几点进行预防。

1.饮食宜清淡,营养均衡,进餐规律,少食烧烤、腌制品及辛辣、海鲜等食物。

2.保证充足睡眠。

3.养成每日定时排便习惯。若有便秘,可多食含纤维丰富的食物。

4.保持口腔卫生。

5.注意保护口腔黏膜,例如防止咬伤、硬性食物对黏膜的创伤等。

二、白塞病

白塞病(BD)是一种全身性、慢性、血管炎性疾病。临床上以口腔溃疡、生殖器溃疡、眼炎及皮肤损害为突出表现,又称为口-眼-生殖器综合征(白塞综合征、贝赫切特综合征)。

【病因及发病机制】

确切病因及发病机制尚不明确。

1.感染

研究认为该病的发生与慢性病毒感染有关,如扁桃体炎、咽炎和牙周炎等,因此认为这些疾病的病灶与白塞病之间存在一定的关系。

2.微量元素

细胞中发现多种微量元素超过正常值,主要是有机磷和铜离子。

3.遗传因素

本病有明显的地区和种族差别,家族发病史也常有报道。

4.免疫异常

一般倾向认为细胞免疫异常与本病发生的关系更为密切。

【临床表现】

本病以先后出现多系统多脏器病损且反复发作为特点。大多数病例症状轻微或偶感乏力不适,有的可出现关节疼痛、头痛头晕、食欲缺乏和体重减轻,发病有急性和慢性两型。急性少见,但症状较显著,有的可伴有发热,以低热多见。

1.口腔溃疡

(1)在急性期,复发性口腔溃疡每年发作至少3次,溃疡此起彼伏。本症状见于98%以上的患者,且是本病的首发症状和必发症状。

(2)颊黏膜、舌缘、唇、软腭、口底等角化程度较差处可见到溃疡形成,溃疡直径一般为2~3mm。表面覆有黄色假膜,周围有充血红晕,微凹,灼痛明显,7~14d后自行消退,不留瘢痕。

2.生殖器溃疡

(1)男性多见于阴囊、阴茎和龟头,症状轻;女性主要见于大小阴唇,其次为阴道,也可以出现在会阴或肛门周围,疼痛症状比较明显。约80%的患者有此症状。

(2)生殖器溃疡间歇期远长于口腔溃疡,溃疡直径可达5mm。易受感染和摩擦,愈合较慢,但有自愈倾向,可遗有瘢痕。

3.皮肤损害

（1）皮肤病变呈结节性红斑、面部毛囊炎、痤疮样皮疹、浅表栓塞性静脉炎及皮肤针刺反应等不同的表现。其中以结节性红斑最为常见且具有特异性。

（2）结节性红斑多见于下肢的小腿部位，对称性，直径1~2cm，表面呈红色的浸润性皮下结节，有压痛，分批出现，逐渐扩大，7~14d后其表面色泽转为暗红，有的可自行消退，仅在皮面留有色素沉着。可反复发作。

（3）带脓头或不带脓头的毛囊炎多见于颌面部，这种皮疹和痤疮样皮疹很难与正常人青春期或服用糖皮质激素后出现的痤疮鉴别，故易被忽视。

（4）皮肤针刺反应，指皮肤接受肌内注射后，出现红疹和小脓点，静脉注射后出现血栓性静脉炎。此是末梢血管对非特异性刺激的超敏反应，有诊断意义。

4.眼部损害，初发症状为明显的眶周疼痛和畏光、发作性的结膜炎，也有因视网膜血管炎而形成的视网膜炎。眼炎的反复发作可造成严重的视力障碍甚至失明。

5.关节痛。30%~50%的患者可出现单个关节或少数关节的痛、肿，甚至活动受限，其中以膝关节受累最为多见。

6.消化道症状、神经系统症状、肺部症状、泌尿系统症状偶有。

7.心血管病变，大中动脉炎和大中静脉炎，心脏受累不多，可出现心肌炎、心包病变、心肌梗死、心瓣膜脱垂等。

【诊断】

临床症状和体征是主要诊断依据。

1.反复性口腔溃疡

包括轻型小溃疡、较重型大溃疡或疱疹样型溃疡，1年内至少反复发作3次，并有下述4项症状中的任何2项相继或同时出现者。

2.复发性生殖器溃疡或瘢痕

必须经医师观察到或由患者本人提供并被确认为是可靠的。

3.眼损害

包括前葡萄膜炎和后葡萄膜炎,裂隙灯检查时发现玻璃体混浊或视网膜血管炎。

4.皮肤损害

包括结节性红斑、假性毛囊炎及脓性丘疹,未用过糖皮质激素、非青春期者而出现的痤疮样结节。

5.针刺反应阳性

试验后经24～48h后由医师判定的阳性反应。

【治疗】

全身以免疫抑制治疗为主,尽量减少损害的复发,延长间歇期。局部抗炎止痛、促进损害愈合。若同时伴有皮肤、眼部、生殖器、关节等其他系统器官损害,应及时转入相关专科正规治疗。

1.全身用药

(1)糖皮质激素:糖皮质激素是治疗本病的首选药,尤其是有以下情况出现时:①严重的眼部病变;②伴有中枢神经病变急性发作;③全身中毒症状严重、高热;④大动脉炎;⑤严重口腔、外阴溃疡,出现关节症状。

1)短期疗法:适用于急性发作或较严重病例。泼尼松片,口服,首剂量30～60mg/d,1周后减至每天20～30mg,然后每隔3～4d减少5mg,至每天5～10mg维持量或停药。

2)长期疗法:适用于反复迁延、较顽固病例。泼尼松片,口服,首剂量每天30～40mg,病情控制后每7d减少5～10mg至维持量。

小剂量的糖皮质激素宜于每晨7:00～8:00一次性给予一日药量,或隔日晨7:00～8:00一次性给予两日药量。

(2)免疫抑制剂:糖皮质激素禁忌证或反应差者可用免疫抑制剂,注意定期监测使用药物所致的毒副作用。

(3)中医辨证施治:酌情选用中成药,如六味地黄丸、知柏地黄丸等。

2.局部用药

(1)口腔溃疡:龙胆紫或锡类散等,如四环素 250mg(1 片)溶于水中,含漱 2min 后咽下;0.02％～0.2％洗必泰液、1％硼酸液含漱。

(2)阴部溃疡:抗生素软膏,如 0.1％醋酸氟羟泼尼松软膏、四环素软膏局部涂药;1/5000 高锰酸钾溶液坐浴。

(3)眼结合膜炎:皮质类固醇激素软膏,如 0.5％醋酸氢化可的松滴眼液滴眼。

【预后及预防】

该病大部分预后良好,但有眼病者,其视力可严重下降,甚至失明。

1.养成良好的生活习惯,不要熬夜,按时起居,保证充足的休息和睡眠。

2.避免大喜大悲或者强烈的精神刺激。

3.饮食上少吃辛辣刺激性食物或者温燥性食品,避免过多高脂肪食物,饮食以清淡和易消化为主,多吃一些新鲜蔬菜和水果,补充身体所需维生素。

4.养成良好的卫生习惯,加强对自身健康的关注。

三、创伤性溃疡

创伤性溃疡是由长期慢性机械性、化学性或物理性刺激而产生的口腔软组织损害,其特点是慢性、深大的溃疡,周围有炎症增生反应,黏膜水肿明显。

【病因】

1.机械性刺激

经常下意识地咬唇、咬颊,残冠残根对黏膜的刺激等。较硬食物摩擦咽颊部黏膜也易造成损害。

2.化学性刺激

常见于口腔治疗操作不当,导致刺激性药物(硝酸银、失活剂等)损伤黏膜,造成溃疡。

3.放射性损伤

^{60}钴放射治疗颈部癌瘤,当照射量过大时,患者可能发生急性放射性综合征第三期,即体重减轻、脱发、胃肠道功能紊乱、口腔黏膜广泛充血、糜烂或浅溃疡,甚至骨坏死、肌肉痉挛等。

【临床表现】

1.溃疡发生在邻近或接触刺激因子的部位,其形态常常能与刺激因子相契合。

2.多为慢性溃疡。溃疡的大小、部位、深浅不一,周围有炎症性增生反应,黏膜发白。多数无溃疡复发史,若除去刺激因素能很快愈合。

3.残根、残冠的尖锐边缘,不良修复物、尖锐牙尖等可使相对应的黏膜形成溃疡或糜烂面,开始时可能仅有轻微疼痛或肿胀,病情的严重程度与刺激物存在时间、患者的身体状况有关。继发感染时则疼痛加重,区域性淋巴结肿大、压痛,并出现功能障碍。修复体的尖锐边缘或过长的基托压迫前庭沟黏膜可形成溃疡。常见基托的边缘处不但有溃疡而且可见有组织增生,称为褥疮性溃疡。

4.Bednar溃疡:由于婴儿吮吸拇指或过硬的橡胶奶头而造成,固定地发生于硬腭、双侧翼钩处黏膜,双侧对称分布,溃疡表浅。

5.Rida-Fede溃疡:发生于婴儿舌腹的溃疡。舌系带过短和过锐的新萌出的中切牙长期摩擦,使舌系带处充血、肿胀、溃疡。

【诊断】

根据溃疡发生在邻近或接触刺激因子的部位,病损的形态与刺激物相契合即可诊断。该病最主要的是首先去除局部因素而不是活检,在局部若能找到相对部位的刺激物则应去除之,即使病损严重,去除刺激物后也能迅速好转。若去除后仍不愈合,则应及时活检以明确诊断。

【鉴别诊断】

1.腺周口疮

溃疡深大,常伴发小溃疡,有反复发作史,无创伤史,无引起溃疡的刺激物。

2.癌性溃疡

溃疡深大,底部有菜花状细小颗粒突起,边缘隆起、翻卷,基底硬结,疼痛反而不明显。

3.重型复发性阿弗他溃疡

病因不明,无明显局部创伤因素,溃疡可复发。

【治疗】

以局部抗炎、止痛、促进溃疡愈合为主。年老体弱者全身给予支持及抗感染治疗。

1.尽快去除刺激因素,如拔除残根、残冠,磨改过陡的牙尖,拆除不良修复体,磨钝婴儿乳切牙嵴,溃疡未愈合时可用汤匙喂养。化学性灼伤应去除病原刺激物,冲洗干净,辅以药物促进上皮愈合。

2.婴幼儿注意更换橡皮奶嘴。

3.局部用抗炎止痛药防止感染和止痛,如2%甲紫、2.5%金霉素甘油、各种抗生素药膜等局部涂或敷贴,还可用达克罗宁液、普鲁卡因液含漱剂及养阴生肌散、锡类散等中药粉外敷。

4.放疗前患者必须拆去不良金属修复物,刮去牙面结石,保持口腔卫生,以减少牙龈炎、牙周炎的发生。

5.若除去病因仍不愈合,则应做病理检查,以排除癌变及结核性溃疡。

第三节　唇舌疾病

一、慢性非特异性唇炎

慢性非特异性唇炎又称慢性唇炎,是唇部慢性、非特异性、炎症性病变。病程迁延,反复发作。

【诊断标准】

1.临床表现

(1)上下唇均可发病,更好发于下唇,可有舔唇、撕皮等不良习惯。

（2）反复发作，时轻时重，干燥季节加重，持续不愈。

（3）可分为两型

①慢性脱屑性唇炎：以唇红部干燥、脱屑为主，下唇多见。

②慢性糜烂性唇炎：唇红部反复糜烂，有炎性渗出物，形成血痂或脓痂，疼痛明显。

2.鉴别诊断

（1）过敏性唇炎有药物过敏史及用药史。

（2）唇扁平苔藓糜烂时，需控制感染后诊断。扁平苔藓病损可见白色花纹。

【治疗原则】

1.避免一切外界刺激，纠正不良习惯。

2.慢性糜烂性唇炎采用局部湿敷为主，严重者可用局部注射激素治疗。

3.轻度脱屑患者，又无自觉症状者，可涂少量护唇膏。

二、肉芽肿性唇炎

【诊断标准】

1.临床表现

（1）好发于 20～40 岁的人，患者也可是儿童和老人。

（2）多见于上唇，也可上下唇同时发病。

（3）唇反复性持续性弥漫性肿胀，无可凹性水肿，时轻时重，但不会恢复正常。唇红可有干燥、脱屑，肿胀明显时可有纵沟形成，常常出现皲裂。

（4）周围皮肤可无改变，有部分患者皮肤呈紫红色，有肿胀感。

（5）肉芽肿性唇炎合并面瘫、舌裂称为梅-罗综合征。

2.病理检查

组织病理可见典型的肉芽肿性结节，结节中有上皮样细胞、淋巴细胞、多核巨细胞，周围可见结缔组织包绕。

3.鉴别诊断

(1)牙源性感染引起的唇肿有明显的病灶牙及感染炎症。

(2)克罗恩(Crohn)病上唇肿胀组织学上也表现为肉芽肿性结节,一般有复发性口腔溃疡史,还可出现腹泻、腹痛等症状,可进一步作直肠镜检查及活检。

(3)血管神经性水肿,也是突然发生,消退后唇能恢复正常外形,一般伴有荨麻疹或其他部位的水肿,常有家族史。

【治疗原则】

1.去除可能引起发病的诱因或病灶,特别要注意治疗患牙。

2.病损区内注射肾上腺皮质激素药物。

3.已肿胀数年或病情已基本稳定的病人,如果唇肿影响美观,可考虑外科手术。

三、腺性唇炎

腺性唇炎为主要侵犯下唇腺体的慢性炎症。

【诊断标准】

1.临床表现

(1)多见于下唇。

(2)唇部增厚,外翻,唇活动性受限,唇腺肥大,可触及小结节状唇腺,唇腺导管开口较大,由于导管口的炎症反应,唇内侧黏膜可看到许多小的红色丘疹样凸起。扩张的导管口处有黏稠的分泌物排出,有时用手指挤压也可见黏液样物质从导管口排出,如有继发感染,可发展成化脓性的病变。

(3)病理表现为上皮棘层肥厚,黏膜下腺体增生.腺导管扩张可通到上皮表面,扩张的腺组织有时形成腺囊肿,并有慢性炎症细胞浸润,主要为淋巴细胞及浆细胞。

2.鉴别诊断

(1)肉芽肿性唇炎。

(2)淋巴管瘤多为先天性,黏膜表面不平,常呈结节状,为黄白色有光泽的颗粒小球状突起,可形成巨唇,病理检查可确诊。

【治疗原则】

1.除去诱因及不良刺激。

2.局部注射激素类药物可使炎症消退。

3.对唇肿明显外翻,疑有癌变者,应及时切除送病理检查。

四、光化性唇炎

由于过度照射日光所引起,分为急性和慢性两种。

【诊断标准】

1.季节性明显,夏季较重,多见于户外工作者。好发于下唇。

2.急性光化性唇炎起病急,有暴晒史。唇红部广泛水肿、充血、糜烂。产生剧烈瘙痒。

3.慢性光化性唇炎干燥脱屑为主,不断出现白色细小秕糠样鳞屑。此病损属于癌前状态,易发生癌变。

【治疗原则】

1.局部治疗为主。

2.因慢性光化性唇炎属癌前状态,有癌变的可能,应早诊断、早治疗。

五、口角炎

口角炎是上下唇联合处口角区发生的各种炎症的总称。

【诊断标准】

1.多为双侧发病,也可单侧。

2.上下唇联合处皮肤湿白、皲裂,继发感染时皲裂加深,局部可形成结痂,口唇活动时易裂出血。

3.病程长的口角炎,局部形成肉芽肿样增生,口角炎处易继发念珠菌及球菌感染。

【治疗原则】

1.除去局部因素如修改义齿加高垂直距离。

2.治疗全身疾病。

3.局部用抗霉软膏或与抗菌软膏交替使用,每日局部涂用2～3次。

六、游走性舌炎

游走性舌炎是舌背游走性环形病变,是一种浅层的区域性剥脱性皮炎,因其形状似地图,故又称地图舌。

【诊断标准】

1.男女老幼均可发病,但以儿童和青少年多见。

2.游走性舌炎损害多发生于舌尖、舌背前部与舌侧缘,也可出现在口腔黏膜的其他部位,如腭、颊、唇等处黏膜。病损特征为丝状乳头萎缩,留下圆形或椭圆形红色光滑的剥脱区,病损的外围黄白色稍微隆起的弧形边缘,形似地图。

3.损害可突然出现,持续多日或几周,也可在一昼夜间改变其原来的形态和位置,而原病损区又完全恢复正常,因而常常呈现恢复、消失和新生、萎缩的交替状态。

4.一般无明显自觉症状。有的患者有时有轻度的麻刺感和烧灼感。

【治疗原则】

1.一般不需特殊治疗,进行定期观察。

2.消除不良刺激因素及口腔病灶。

3.保持口腔卫生。

4.病损的发作规律与药物、食物、消化不良有关,可以在医师的指导下作相应的治疗。

5.有麻刺感和烧灼感的患者,可以用一些弱碱性含漱剂,如2％的碳酸氢钠,2％硼酸钠含漱剂。也可用0.1％依沙吖啶,0.05％氯已定含漱剂,还可用溃疡膏、溃疡散等局部治疗。

七、沟纹舌

沟纹舌是较常见的舌疾病,舌背上呈纵横交叉的裂沟,又名裂舌,常常与游走性舌炎伴发。

【诊断标准】

1.舌背出现大小、数目、形态及深度不一的裂隙。

2.裂隙内上皮完整,有舌乳头存在,舌的软硬度及生理功能均正常。

3.根据沟纹分布的形态分为两种类型:叶脉型和脑纹型。

(1)叶脉型:中央有一条前后较深的纵形沟,其两旁多数有排列比较规则的副沟。

(2)脑纹型:沟裂迂回予舌背,状似大脑的沟回。

4.在先天性舌裂的基础上,若患上慢性增殖型念珠菌病,由于长时间的感染,可引起舌体增大,形态改变,沟裂加深,口干,烧灼感。

【治疗原则】

1.保持口腔卫生,清除滞留于沟内的食物残渣,可用清水或含漱液漱口。

2.炎症时可局部应用消炎及抗感染药物。念珠菌感染用抗真菌治疗。

八、正中菱形舌炎

【诊断标准】

1.成年男性多见。

2.多无自觉症状,不影响舌功能。

3.位于舌背正中人字沟前方,色泽暗红,界限清楚。根据外形分光滑型和结节型。

(1)光滑型位于舌背正中人字沟前方,界限清楚、红色光滑的乳头萎缩区。

(2)结节型病损表面有结节状突起,有些为粟粒大小红色突起。

【治疗原则】

1.无症状者不需治疗,解释即可。

2.合并白色念珠菌感染应进行抗真菌治疗。

3.结节型如基底出现硬结,应做活检以明确诊断。

九、黑毛舌

【诊断标准】

1.舌背的中部,可见丝状乳头伸长呈毛发状,并染成黑色,愈近正中黑色愈浓。过度伸长的丝状乳头,可至任何一边而不回复。

2.由于经常刺激软腭,常引起恶心,口臭明显。

【治疗原则】

1.改善口腔卫生,暂停或更换局部应用药物和停止吃着色性食物。

2.可用牙刷轻刷毛舌区。

3.有真菌感染的用制霉菌素甘油局部涂抹。

十、舌乳头炎

舌由肌肉及特殊上皮组成,承担着咀嚼功能,舌的活动性强,极易受到外伤,尤其是菌状乳头和叶状乳头。轮廓乳头很少有炎症,但偶有患者感到局部不适或者误认为肿瘤。

(一)菌状乳头炎

【诊断标准】

菌状乳头水肿,充血。菌状乳头主要分布于舌尖部,极易受伤,它的主要功能是疼痛的感受器,因此患者会有明显的不适感觉。

【治疗原则】

1.除去局部刺激,过锐牙尖调磨后用橡皮轮磨光。

2.疼痛明显者,可用2%普鲁卡因含漱。

3.0.05%氯己定含漱,上溃疡膏。

（二）叶状乳头炎

【诊断标准】

叶状乳头充血水肿。

【治疗原则】

1.除去局部刺激如调磨过锐牙尖,防止过度伸舌。

2.0.05％氯已定含漱。

3.咽部有炎症时,可服用一些抗炎中成药,例如板蓝根、金莲花等。

第四章　口腔颌面外科

第一节　口腔颌面部感染

一、冠周炎

冠周炎是由于牙齿萌出过程中或阻生而引起牙冠周围软组织的急性炎症,临床上以下颌第三磨牙最为常见。

【病因】

1.局部因素

盲袋形成造成细菌、食物残渣潜藏;局部龈瓣创伤。

2.全身因素

人体抵抗力下降,感冒、月经期、妊娠期等均为常见诱发因素。

【诊断】

1.多见于 18～25 岁。

2.患者面部软组织肿胀,不同程度张口受限。

3.冠周红肿、龈瓣溢脓。

4.急性期患者体温升高。

【鉴别诊断】

1.牙周脓肿

由急、慢性牙周炎或牙周变性所引起的牙周组织化脓性炎症。肿胀部位多位于附着龈,可伴有体温升高,一般无张口受限。

2.牙槽脓肿。

【治疗】

1.全身治疗

口服或肌内注射抗生素、严重者静脉注射。

2.局部治疗

可用3％过氧化氢溶液、生理盐水冲洗龈袋,然后龈袋内置入碘甘油;若有脓肿形成,应及时切开引流;炎症控制后,拔除阻生牙或行冠周龈瓣切除术。

二、拔牙创感染

拔牙创感染是由于拔牙所导致的拔牙创慢性和急性感染。临床上慢性感染较多见。

【病因】

拔牙指征掌握不当;局部伤口处理不当,消毒不严;患者抵抗力低下。

【诊断】

1.急性感染主要表现为局部红、肿、热、痛及张口受限,同时伴有体温升高、白细胞计数增高。

2.慢性感染主要表现为局部轻度疼痛,拔牙创愈合不良,有脓性分泌物,有炎性肉芽组织,牙槽窝内可见牙碎片、骨碎片残留。

【鉴别诊断】

与干槽症相鉴别。

【治疗】

1.急性感染

口服或注射抗生素。

2.慢性感染

局部彻底刮治,消除炎性病灶及残留牙碎片、骨碎片。

三、干槽症

干槽症为拔牙窝内骨创感染,多发生于下颌第三磨牙拔除后。

【病因】

为牙拔除后牙槽窝内血块分解脱落,局部继发感染所致。

【诊断】

1.拔牙2～3天后出现持续性剧烈疼痛,向下颌或耳颞区放射。

2.牙槽窝内血块分解,牙槽窝壁表面覆盖灰白色假膜,创口内有腐败坏死物质,恶臭,骨壁触痛,对冷、热敏感。

【鉴别诊断】

与拔牙创感染相鉴别。

【治疗】

1.口服抗生素。

2.局部清创:①用3%过氧化氢溶液和生理盐水彻底清洗牙槽窝,去除腐败组织,放置碘仿纱条,每日或隔日换药一次,直至疼痛缓解、暴露的骨面被健康的肉芽覆盖为止。②局麻下行牙槽窝刮治术,刮除腐败坏死组织,使牙槽窝内血块重新凝结。

四、牙槽脓肿

牙槽脓肿是根尖部分牙周组织的化脓性炎症。

【病因】

由牙髓感染累及根尖周组织所致,亦可由慢性根尖周炎急性发作引起。

【诊断】

1.有牙痛史或治疗史。

2.检查面部肿胀部位、范围、压痛及波动。

3.检查口内局部肿胀情况,唇颊沟是否变浅,有无波动感。

4.有无龋齿、残根、折裂牙及中央尖,有无牙髓活力丧失、明显叩痛及松动。

5.全身情况:体温是否升高,有无头痛等。

6.X线牙片:可见根尖部周围骨质稀疏、吸收阴影。

【鉴别诊断】

牙周脓肿:病变以牙周为主,肿胀局限于附着龈,牙周袋形成,X线牙片见牙周膜增宽,牙槽嵴吸收。

【治疗】

1.开髓引流,脓肿切开排脓。

2.抗炎止痛治疗。

3.急性期过后处理病灶牙(根管治疗或拔除、去除创伤因素等)。

五、口腔颌面部间隙感染

口腔颌面部间隙感染亦称口腔颌面部蜂窝织炎,指口腔、颌骨周围、颜面及颈上部肌肉、筋膜、皮下组织中的弥漫性急性化脓性炎症。若感染局限则称为脓肿。

【病因】

根据引起炎症的细菌种类不同可分为化脓性炎症和腐败坏死性炎症两种。前者以葡萄球菌和链球菌为常见,后者主要是厌氧杆菌、球菌及梭形杆菌所致的混合感染。感染来源一般有牙源性、腺源性、损伤性及血源性四种。

【诊断】

1.全身情况:注意精神、意识状态、体温、脉搏、呼吸及有无呼吸道梗阻。

2.局部情况:肿胀部位、范围、皮肤色泽。有无明显压痛及波动感;淋巴结有无肿大、压痛;张口度大小;口内有无脓肿溢脓,有无病灶牙;如怀疑有颅内并发症,应做全身神经系统检查。

3.间隙感染起病急,病程进展快,体温升高,局部红、肿、热、痛。

4.实验室检查:白细胞计数升高。

5.判断局部脓肿是否形成,可用以下方法:①病程较长而肿胀不消;②应用抗生素后体温不退,呈弛张热;③触诊压痛明显,有波动感,为浅部脓肿形成;④触诊压痛明显,皮肤凹陷性水肿,穿刺有脓液抽出;⑤超声波检查可有液性暗区。

6.注意各间隙蜂窝织炎及脓肿的区别。

【治疗】

1.全身治疗

全身支持疗法,应用抗生素。

2.局部治疗

(1)急性炎症早期主要以消肿、止痛,促使病灶消散吸收或局限。

(2)脓肿形成后应及时切开引流;有呼吸困难或全身中毒症状者应早期切开。

(3)炎症消退后,及时治疗或拔除病灶牙。

六、颌骨骨髓炎

颌骨骨髓炎指发生于颌骨的包括骨膜、骨皮质和骨髓的整个颌骨的炎症。

【病因】

因微生物、物理或化学因素通过牙齿、损伤、血循环所引起的颌骨炎症。

【诊断】

1.急性颌骨骨髓炎常有牙痛史,并常伴口腔颌面部急性蜂窝织炎,且出现多数牙松动及叩痛,下唇麻木等症状。

2.慢性颌骨骨髓炎多有肿胀、有瘘管、长期溢脓,能触及粗糙的骨面或松动的游离骨,严重者发生病理性骨折,咬合关系错乱。骨组织破坏波及下颌神经管者可出现下唇麻木。X线片显示骨质破坏,其特点是吸收现象与增生现象同时存在。

【鉴别诊断】

1.中央性颌骨骨髓炎与边缘性颌骨骨髓炎

中央性颌骨骨髓炎多由牙源性或血源性感染引起,边缘性颌骨骨髓炎多由于冠周炎或咬肌间隙感染引起;中央性颌骨骨髓炎有多数牙松动、下唇麻木,边缘性者牙不松动,牙周无明显炎症,无下唇麻木。X线检查显示:中央性颌骨骨髓炎慢性期有大块死骨形成,与周围骨质分界清楚,可有病理性骨折;边缘性者病变骨质疏松、脱钙或骨质增生,或有小块死骨形成,与周围骨质分界不清。

2.婴幼儿颌骨骨髓炎

急性期可表现为全身中毒症状,如高热、寒战、白细胞升高,患侧面部红肿,眶下、眶周区蜂窝织炎,鼻腔脓液流出,相应部位龈颊沟红肿;慢性期为内眦部、龈颊沟形成脓肿,破溃后形成瘘管,可有死骨及牙胚排出;由局部损伤感染或血源感染引起。

3.放射性颌骨骨髓炎

由于大剂量放射治疗后数月或数年出现,多见于成年人,常因拔牙手术后继发化脓性感染而出现,可形成瘘管,无脓液,可发生病理性骨折。X线检查显示骨质吸收骨密度降低、界限不清。死骨形成常为大块,但不易分离,可见病理性骨折。

【治疗】

1.急性期应尽早拔除患牙。

2.慢性期则以手术治疗为主,清除病灶,摘除死骨。

3.全身应用抗生素。

七、颜面部疖痈

颜面部疖痈为皮肤、毛囊及皮脂腺周围组织的化脓性感染,单发者称为"疖",多发性的毛囊和皮脂腺的急性化脓性感染称为"痈"。

【病因】

当全身(机体衰竭、营养不良、代谢障碍等)或局部(皮肤损伤、不清洁及经常的刺激)出现某些不利因素,寄生于皮肤表面及毛囊和皮脂腺的病原菌活跃而引起炎症。

【诊断】

1.局部症状

初起为一圆形微红突起的小结节,数日后呈一锥形隆起,结节中央部出现脓头,周围发红。脓头及周围有坏死组织可形成一个"脓栓";局部出现高起的紫红色浸润块,较硬,表面可形成多数脓头,脓头周围皮肤坏死可形成多数小脓腔。

2.全身症状

疖一般无明显全身症状,痈则往往全身症状明显,如畏寒、发热、头痛、白细胞计数升高等。严重时可并发败血症、脓毒症或海绵窦化脓性血栓性静脉炎等。

【鉴别诊断】

牙源性间隙感染:往往与牙及牙周组织有关。

【治疗】

1.局部治疗

疖初起时用1%～2%碘伏涂布患处,每日数次,脓肿形成后应及时切开排脓;痈初起时的治疗与疖相同。痈中央部坏死组织多,局部可用高渗盐水或1∶5000呋喃西林液湿敷,脓肿形成后应及时切开排脓;鼻唇部危险三角区的疖、痈切勿挤压。

2.全身治疗

应用抗生素控制炎症,如出现并发症,应采取措施,积极抢救。

八、面颈部淋巴结炎

当机体抵抗力低下、细菌毒力强或由于儿童淋巴结发育不健全时,面颈部淋巴结受到感染所致的淋巴结炎称面颈部淋巴结炎。可分急性和慢性。

【病因】

1.上呼吸道感染。

2.口腔感染。

3.皮肤损伤与感染。

【诊断】

1.早期全身症状轻,至后期或病情发展后类似蜂窝织炎。

2.局部淋巴结肿大、压痛,周界清楚,活动无粘连。病情继续发展,淋巴结炎症波及周围组织时,淋巴结触诊不活动,疼痛加剧,进一步发展为腺源性蜂窝织炎。

3.慢性淋巴结炎病程一般较长,反复发作,一般有2～3个淋巴结受累,质中等,活动、有压痛。

【鉴别诊断】

1.淋巴结核

有结核接触史,淋巴结数目不等,多有粘连,可破溃成瘘,排干酪样物。

2.慢性颌下腺炎

肿块位于下颌下区,进食后可增大,触诊或颌下腺导管造影有结石。

3.淋巴结转移癌

一个或多个淋巴结肿大,不活动,质硬,多为鼻咽癌或口腔癌转移。

4.淋巴瘤

早期为颈部、腋下、腹股沟等处淋巴结肿大,主要依靠细胞学穿刺检查或病理切片检查确诊。

【治疗】

1.急性淋巴结炎治疗同急性蜂窝织炎。

2.慢性淋巴结炎尽早去除口腔、鼻咽部病灶,对反复发作的病变做手术摘除。

九、颌面部放线菌病

颌面部放线菌病是由于放线菌所引起的面颈部软组织或颌骨的慢性特异性感染。

【病因】

放线菌引起的感染可经黏膜、龋齿、溃疡或损伤创口而进入颌面部。

【诊断】

1.病程长,可在冠周炎或拔除第三磨牙后发生,患者常有张口受限。

2.腮腺嚼肌区、颊部、下颌下区出现炎性增生的硬性浸润块,与周围组织无明显界限,中央可形成多数软化灶或瘘管。

3.软化灶破溃或瘘管内溢出黄色黏稠脓液,内含硫黄样颗粒;涂片检查或病理检查可见放线菌。

4.如侵犯颌骨,X线片可见骨膜反应,骨皮质消失或中断,骨小梁排列紊乱。

【鉴别诊断】

注意与结核、恶性肿瘤相鉴别,主要通过病理检查加以区别。

【治疗】

1.大剂量足程使用抗生素,青霉素为首选药物。

2.口服 5％～10％碘化钾 10ml,每日 3 次。

3.有骨质破坏或多数瘘道形成应行手术治疗,并去除口腔病灶。

4.放射治疗:总剂量 1000～1500cGy。

5.应用高压氧治疗。

第二节　口腔颌面部损伤

一、唇损伤

唇损伤是指唇由于各种原因引起的损伤,多表现为撕裂伤、贯通伤和挫伤等。

【病因】

工伤、交通事故、火器伤、灼伤和核爆炸等。

【诊断】

1.唇损伤多为撕裂伤、贯通伤和挫伤。

2.伤口内可遗留碎牙片及泥沙等异物。

3.唇部全层裂伤时,由于口轮匝肌收缩,创口裂开极为明显,易误认为组织缺损。

【治疗】

1.仔细清除伤口内异物。

2.按唇部的解剖外形准确对位、分层缝合。

3.术后应用抗生素。

二、舌损伤

舌损伤是指舌由于各种原因引起的损伤,多表现为撕裂伤、贯通伤和挫伤等。

【病因】

同唇损伤。

【诊断】

1.了解舌损伤的情况,有无组织缺损。

2.有无明显活动性出血。

【治疗】

1.如有出血,应结扎止血。

2.如舌组织缺损,缝合时尽量保持舌的长度,以免引起舌过短,从而影响舌的功能。

3.应用粗针大线,并应消灭死腔。

4.缝合应做间断缝合加褥式缝合。

5.拆线一般在 9 天左右。

6.术后应用抗生素、消肿、止痛药物。

三、颊损伤

颊损伤是指颊由于各种原因引起的损伤。

【病因】

同唇损伤。

【诊断】

注意检查有无组织缺损,有无腮腺导管及面神经损伤。

【治疗】

1.无组织缺损者,应分层对位缝合。

2.有组织缺损者,应根据缺损大小进行缝合或同期或二期修复。

四、腮腺嚼肌区损伤

腮腺嚼肌区损伤是指腮腺嚼肌区由于各种原因引起的损伤。

【病因】

同唇损伤。

【诊断】

1.注意检查腮腺导管是否断裂。

2.涎液是否从创口外流。

3.检查有无面瘫表现。

【治疗】

1.清创,分层对位缝合。

2.面神经损伤后可行吻合术。如缺损较大,不能拉拢缝合,可用耳大神经移植修补。

3.腺体瘘常加压包扎,同时口服阿托品抑制涎液分泌,导管瘘可行端端吻合术、导管改道术或导管再造术。

五、牙槽突骨折

由于各种原因引起牙槽突损伤所致的骨折称牙槽突骨折。

【病因】

同唇损伤。

【诊断】

1.骨折区唇、牙龈肿胀、撕裂、出血。

2.摇动个别牙可见整个骨块上的牙伴随移动,可发生牙脱位。

3.骨折块错位,咬合异常。

4.X 线片上可见骨折线。

【鉴别诊断】

与上、下颌骨骨折相鉴别。

【治疗】

1.局麻下将牙槽突骨折片复位,用金属丝或牙弓夹板固定,缝合撕裂的牙龈。

2.保持口腔卫生,应用抗生素、止痛药物。

六、上颌骨骨折

上颌骨骨折是指上颌骨由于外力的直接作用而发生的骨折。外力的作用方式、方向、大小不同,使上颌骨骨折有多种类型或形成多种类型的组合。

【病因】

同唇损伤。

【诊断】

1.应充分了解外力的性质、打击力量的方向以及伤后意识变化。

2.常并发颅脑损伤。检查有无昏迷、呕吐、头痛、脑脊液鼻漏、耳漏及呼吸、脉搏、血压、瞳孔的变化。

3.上颌骨骨折片移位，咬合错乱，检查时摇动上前牙，骨折片可随之活动，后牙通常早接触而前牙开𬌗。

4.如损伤眶下神经，可出现眶下区皮肤感觉麻木。

5.面部肿胀，皮下、结膜下及眶周出现瘀斑，复视。

6.CT 三维成像可明确诊断。

【治疗】

1.如伴有休克、颅脑损伤及全身其他系统严重损伤，应首先及时处理；待生命体征稳定后再处理局部骨折。

2.尽早进行骨折复位、固定。

七、下颌骨骨折

下颌骨骨折是指下颌骨由于外力的直接或间接作用而发生的骨折，常见的骨折部位为：正中联合、颏孔区、下颌角部和髁突颈部。

【病因】

同唇部损伤。

【诊断】

1.下颌骨骨折后应观察生命体征变化，若出现生命体征不稳定则首先进行抢救，待全身情况稳定后，再进行局部处理。

2.骨折可分为完全性和不完全性、开放性和非开放性、多发性、粉碎性等。

3.骨折片移位后可出现咬合错乱、面部畸形以及功能障碍。

4.损伤区出血，皮下淤血或血肿，牙龈撕裂。

5.下牙槽神经损伤可引起下唇麻木;可有局部疼痛、张口受限。

6.下颌骨曲面体层摄影及 CT 三维成像可明确诊断。

【治疗】

同上颌骨骨折处理。

八、颧骨颧弓骨折

颧骨颧弓骨折是指颧骨和颧弓由于外力直接作用而发生的骨折。

【病因】

同唇部损伤。

【诊断】

1.塌陷畸形:骨折后向内下方向移位而引起塌陷畸形,但在移位较小的病例,往往被软组织肿胀所掩盖。

2.张口受限:由于骨折向内下移位,可压迫喙突引起张口受限。

3.复视及眼球运动受限:往往由于骨折移位后眼球亦移位,眼下肌陷入骨缝中所致。

4.局部麻木:往往由于损伤眶下、颧面及颧颞神经所致。

5.眶周、眼睑和结膜下可出现瘀斑,上颌窦黏膜破裂时,可出现鼻出血。

6.CT 三维成像可明确诊断。

【治疗】

1.骨折移位不明显对面型无影响,无张口受限者,可不予手术治疗。

2.骨折移位明显影响面型,出现张口受限者应手术复位。

九、鼻骨骨折

鼻骨骨折是指鼻骨由于外力的直接或间接作用而发生的骨折。

【病因】

同唇部损伤。

【诊断】

1.移位和畸形

主要取决于外力的性质、方向和大小,往往引起弯鼻或鞍鼻畸形。

2.鼻出血

由于鼻腔黏膜撕裂而引起。

3.眼睑部淤血

鼻根部或深部损伤,组织内渗血渗至双侧眼睑及结膜下而出现瘀斑。

4.脑脊液鼻漏

损伤严重时可伴筛骨骨折与颅前窝骨折,引起脑脊液鼻漏。

5.X线摄片和CT扫描

可进一步明确诊断。

【治疗】

1.单纯性非移位骨折,鼻外形无改变者,可不予整复。

2.骨折片移位,鼻外形改变严重者需及时复位固定。

3.对脑脊液鼻漏者,不能充填鼻腔,只需用抗生素预防颅内感染。

十、口腔颌面部火器伤

口腔颌面部火器伤是指由于枪弹伤及爆破伤引起的口腔颌面部损伤。

【病因】

枪弹及爆炸。

【诊断】

1.损伤类型有盲管伤、贯通伤、切线伤及不规则软、硬组织撕裂缺损等,常引起功能障碍。

2.创面多不规则,创口内存在骨碎片、牙碎片、弹片或其他各种异物,它们常被挤压至周围组织内。

3.由于组织损伤、移位、水肿及异物与分泌物的存在,可发生呼吸道梗阻甚至窒息。伤口大量出血及疼痛可导致休克。

4.注意生命体征变化,同时确定有无颌面部以外的其他部位损伤。

5.X 线摄片和 CT 扫描可了解组织损伤情况,如异物深部定位。

【治疗】

1.首先止血、抗休克,必要时行气管切开。

2.全身情况稳定后做清创处理。

3.应用抗生素及破伤风抗毒素预防感染。

4.适时取出组织内的异物。

5.组织缺损者后期进行整复治疗。

十一、口腔颌面部灼伤

口腔颌面部灼伤是指口腔颌面部由热、化学、电、放射线等因素引起的损伤。

【诊断】

1.首先了解灼伤的原因、性质、部位、面积大小及程度。

2.观察生命体征的变化。

3.注意有无呼吸道梗阻及脑水肿、脑疝的发生。

4.化学性灼伤可引起组织肿胀、破溃、糜烂。

【治疗】

1.急救处理,如止痛、镇静、抗感染和休克。

2.有呼吸困难者行气管切开术。

3.适时进行灼伤区清创术。

十二、口腔颌面部异物

口腔颌面部异物是指由于外部原因或人为因素引起的口腔颌面部异物存留。

【病因】

火器伤或意外损伤,手术或注射针折断引起。

【诊断】

1.因损伤或手术将异物埋入组织内。

2.异物反应:表现为红肿、疼痛、张口受限等。

3.异物在表浅组织:能触及硬块,若为金属异物则可经 X 线摄片明确异物部位。

【治疗】

1.手术取出。

2.对位置较深且不影响功能、取出困难者可不予取出。

十三、颈部血管损伤

颈部血管损伤是指由锐利的器械,枪弹或爆破等因素直接作用于颈部血管所引起的损伤、出血。

【诊断】

1.颈部相应部位出血。

2.颈部损伤后因出血而肿胀,触诊皮肤有搏动感。

【鉴别诊断】

外伤性动脉瘤和动静脉瘘。

【治疗】

彻底结扎止血。常见者有舌动脉结扎、颌外动脉结扎、颈外动脉结扎。

第三节 涎腺疾病

一、涎石病

涎石病是指发生于涎腺腺体及其导管中的结石样病变和由此引发的一系列病理改变,主要发生在中年人,男性多于女性。颌下腺涎石最常见,腮腺次之,舌下腺及小涎腺少见。

【病因】

一般认为与下列因素有关。

1.涎液滞留。

2.由于导管及腺体内异物的存在而形成的钙盐沉积核心。

3.机体无机盐代谢紊乱等。

【诊断】

1.临床表现

(1)多发生在某一个涎腺或导管内,一个涎腺也可能发生多个涎石。涎石体积小不阻碍唾液分泌时,几乎无症状。

(2)导管阻塞时,出现唾液排出障碍症状,进食时腺体肿大、胀痛,停止进食后,疼痛症状缓解或消失。

(3)常伴涎腺的慢性炎症表现,腺体增大、变硬,轻压痛,导管口红肿等。

(4)扪诊可触及结石或导管变粗,受长期炎症影响,导管呈硬性结节状条索。

2.实验室检查

血钙浓度较正常高。

3.X 线检查

用咬合片检查口底,在片上出现射线阻射区可确诊。必要时加拍侧斜位片或涎腺造影检查。

4.诊断标准

(1)阻塞症状及慢性涎腺炎的病史。

(2)扪及导管结石。

(3)X 线显示结石。

【鉴别诊断】

1.颌下腺良性或恶性肿瘤

肿瘤无涎液分泌阻塞症状和涎腺炎的表现,X 线片或造影检查无结石,扪诊肿瘤呈实质性,无压痛。

2.静脉结石或钙化淋巴结

无阻塞症状,涎腺造影可鉴别。

【治疗】

1.手术治疗

导管内涎石、腺体尚未纤维化者,必须手术摘除涎石。腺体内或导管后段结石继发腺体慢性炎症及萎缩者,可行腺体切除术。

2.药物治疗

适用于腮腺导管结石和很小的涎石,口含维生素 C 片或其他酸性食物,促进涎石排除。

3.对症治疗

合并涎腺炎者应加用抗生素治疗,常用漱口剂漱口等。

二、急性化脓性腮腺炎

急性化脓性腮腺炎是指腮腺的急性化脓性炎症。目前已少见,多发生于成年人,无性别、年龄、地区的差异,多为一侧腮腺受累。

【病因】

本病常见诱因是失水、口腔卫生不良和身体抵抗力下降,多继发于严重的全身性疾病及外科手术后。少数由于腮腺区损伤和邻近组织急性炎症的扩散。慢性腮腺炎也可急性发作。致病菌主要为金黄色葡萄球菌,少数是链球菌。

【诊断】

1.临床表现

(1)发病急,早期症状轻微或不明显。

(2)早期腮腺区轻微疼痛,导管口轻度红肿。炎症继续发展,腮腺区以耳垂为中心肿大,质硬,有压痛。疼痛剧烈,为持续性跳痛。

(3)炎症扩散至邻近组织,水肿可波及同侧眼睑、颊部、咽及会厌等处。

(4)挤压腮腺可见导管口有脓液溢出。

(5)全身症状明显,急性病容,体温可达 40℃以上。

2.实验室检查

(1)白细胞总数增加,中性粒细胞比例显著上升,核左移。

(2)脓液细菌培养可检测出致病菌。

【鉴别诊断】

1.流行性腮腺炎

多发生于 5～9 岁儿童,有接触史,双侧腮腺可同时或先后受累。导管口无红肿,腮腺挤不出脓液。白细胞总数不高,淋巴细胞比例上升。急性期血液及尿液中的淀粉酶轻度或中度升高。

2.咬肌间隙感染

多为牙源性感染。肿胀部位在嚼肌区,伴有明显的开口受限,腮腺导管与导管口无炎症表现。

【治疗】

1.药物治疗

依脓液细菌培养及药敏试验结果,早期应用抗生素。

2.切开引流术

如腮腺内已有脓肿形成,必须切开引流。指征如下:①局部明显的凹陷性水肿。②局部跳痛并有局限性压痛点。③导管口有脓液排出。④穿刺抽出脓液。切开引流应彻底。

3.对症治疗

补液、药物或物理降温。

4.保守治疗

包括热敷、理疗及增加涎液分泌等,温热漱口剂漱口。

三、黏液腺囊肿

黏液腺囊肿为小涎腺导管受阻,腺体内分泌物潴留使腺泡逐渐膨胀而形成的囊肿。临床上常见,可发生于任何年龄。

【病因】

多系导管受损伤后形成瘢痕,使管腔狭窄或闭锁。

【诊断】

1.多见于下唇及舌尖腹面,口底、颊及腭黏膜少见。

2.囊肿位于黏膜下,呈半透明、浅蓝色小泡,黄豆至樱桃大小,质软,有弹性,边界清楚。

3.囊肿破裂流出透明无色黏液,囊肿消失。破裂愈合后,囊肿复发。

4.反复损伤及复发,表面可有白色瘢痕状突起,囊肿透明度减低。

【治疗】

1.手术治疗

沿表面纵向切开黏膜,尽量完整取出囊肿,必要时将瘢痕、囊肿及其邻近组织一并切除。

2.保守治疗

如有手术禁忌证,可抽出囊液,2%碘酊 0.2～0.5ml 腔内注射后停留 2～3 分钟,再抽出碘酊。

3.冷冻治疗

液氮直接接触或冷冻囊肿。

4.激光治疗

气化和切割囊肿。

四、舌下腺囊肿

舌下腺囊肿是指因舌下腺导管炎症、损伤或其他因素致使分泌物滞留在近心段形成的充盈膨胀、导管破裂及充盈膨胀部分破裂,分泌物外渗形成的囊肿。好发于儿童及青少年,临床较常见。

【病因】

舌下腺导管炎症、损伤或其他因素引起的导管缩窄或阻塞,导管损伤破裂。

【诊断】

1.病史长,囊肿生长缓慢。

2.位于口底的浅紫蓝肿块,扪之柔软,有波动感。破裂后有黏稠蛋清样液体流出,囊肿消失。

3.可复发,破裂处愈合后,囊肿缓慢长大如前。

4.口外型囊肿表现为颌下区肿物,口底突起不明显。

5.囊肿体积很大或合并感染时,出现肿胀、疼痛,会形成"双重舌",影响进食、发音及呼吸。

6.细胞穿刺学检查有助手确诊。

【鉴别诊断】

1.黏液腺囊肿

口底的小黏液腺囊肿较少见。表面黏膜很薄,位置较浅,体积小。

2.口底皮样囊肿

位于口底正中,表面黏膜及囊壁厚。扪诊呈面团样感觉,穿刺可见豆腐渣样内容物。

3.颌下腺囊肿

较少见,发生于颌下腺小导管阻塞。没有口底囊肿的表现,手指在颌下部囊肿处上推,口底无囊肿突起。如确诊困难,术中应仔细观察囊肿的来源。

4.鳃裂囊肿与囊性水瘤

位置稍后,内容物稀薄,无黏液。囊性水瘤内容物淡黄清亮,细胞学穿刺能查见淋巴细胞。

【治疗】

1.手术治疗

切除整个舌下腺,尽可能摘除囊壁。

2.保守治疗

如有手术禁忌证,可用"袋形缝合术",使囊壁破裂,放净囊液。

五、腮腺囊肿

腮腺囊肿是指发生于腮腺体内的囊肿,约占腮腺病变的 2.5%,有潴留性囊肿与先天性囊肿两类,前者较少见。

【病因】

先天性囊肿主要来源于上皮组织,潴留性囊肿为小导管炎症或受损等原因使导管阻塞所致。

【诊断】

潴留性囊肿为生长缓慢的无痛性肿块,无功能障碍,肿块质软,边界不十分清楚,穿刺为无色透明液体。囊液中能查出淀粉酶。

先天性囊肿又分皮样囊肿与鳃裂囊肿。皮样囊肿可位于腮腺的深部或浅表部位,穿刺物呈豆渣状。鳃裂囊肿为无痛性的单侧或双侧肿大,穿刺内容物稀薄,无黏液,可含胆固醇结晶。

【治疗】

手术治疗:保护面神经,彻底切除。

六、涎腺淋巴上皮病

涎腺淋巴上皮病属自身免疫性疾病。多见于女性,各个年龄均可发生,但多在 50 岁以上。出现口腔、眼、咽腔或鼻腔干燥,腮腺区轻度疼痛或不适感者,称为干燥综合征;如伴发进行性涎腺或泪腺肿大,称 Mikulicz 病;如伴全身症状(如多发性关节炎),称为 Sjogren 综合征。

【病因】

属自身免疫性疾病,目前尚不完全清楚,可能与以下因素有关。

1.停经或内分泌紊乱。

2.泪腺及涎腺腺泡上皮组织产生自体抗原与淋巴细胞及浆细胞发生免疫反应产生抗体,抗原抗体发生反应导致组织破坏。

3.涎腺存在有病毒,使导管产生抗原亦能产生免疫反应。

【诊断】

1.临床表现

(1)病史短则 1 个月,长可达十数年。

(2)发病初期,出现口腔、眼、咽腔或鼻腔干燥,腮腺区可有轻度疼痛及不适感,以后出现涎腺、泪腺的进行性肿大。腮腺肿大较多、较明显,泪腺次之,颌下腺及舌下腺也可肿大,但较少见。

(3)有些病例可伴全身症状,如多发性关节炎等。

(4)长期涎腺及泪液分泌减少,可有吞咽困难、咳嗽、畏光、异物感及烧灼感等。

(5)体征:舌面干燥并出现沟裂,舌乳头萎缩,角膜炎,结膜炎,角膜溃疡,泪腺肿大致睁眼困难、睑裂缩小等。

(6)病员常感衰弱,皮肤干燥并有体重减轻。

2.实验室检查

(1)血常规检查白细胞总数减少,嗜酸粒细胞增多,血小板减少及低血红蛋白和小血球性贫血,血细胞沉降率增快。

(2)血清中 IgG 增高,类风湿因子滴度在 Sjogren 综合征中增加。

(3)唾液化学分析示钠离子含量明显增高。

(4)唾液流量及泪腺分泌功能检查示分泌液减少。

3.特殊检查

(1)涎腺造影检查:示病损在腺泡及分支导管。

(2)ECT 检查:用放射性核素 ^{99m}Tc 静脉注射后,腺泡及导管吸收量减少。

(3)小涎腺活检:具有诊断意义。

【鉴别诊断】

1.涎腺肿瘤

肿块比较明显、局限,界线明确,无口干、眼干等。涎腺造影检查示实质性肿块。

2.腮腺良性肥大

表现为缓慢的无痛性肿大,但多为双侧弥漫性肿胀,整个腮腺肿大,边界不明确,质较软,无压痛及炎症表现,导管及导管口正常。造影检查为正常分布的导管及分支导管系统。

3.Mikulicz 综合征

涎腺肿大同时伴有淋巴结肿大,是一些全身性疾病(如白血症等)在口腔颌面部的表现。

【治疗】

1.药物治疗

使用免疫调节剂及激素等,如泼尼松、左旋咪唑,中药可用二仙汤加减。

2.手术治疗

对单发性病变可切除受累涎腺。

3.特殊治疗

放射治疗有一定疗效。

4.对症治疗

眼干用 1‰～2‰甲基纤维素滴眼,口干用含有甘油的漱口剂等。

【预后】

涎腺淋巴上皮病虽无有效的治疗措施,但多无特殊危害。其上皮及淋巴成分有可能恶变,Mikulicz 病比 Sjogren 病更易恶变,但恶变率低。

七、多形性腺瘤

多形性腺瘤是指含有肿瘤性上皮组织与黏液样组织或软骨样组织的腺瘤。任何年龄都可发生,但多在 30～50 岁。男女发病无明显差别,多形性腺瘤是最常见的临界瘤,以腮腺发生者最多,其次为颌下腺及腭部小涎腺,舌下腺少见。

【诊断】

1.临床表现

(1)腺体的无痛性肿块,生长缓慢,病史较长。

(2)肿瘤多呈球状、分叶状或不规则形,周界清楚,质地中等,多可活动,如瘤体部位较深可不活动。

(3)发生于腮腺深叶者,体积较大时可凸向咽壁,使咽壁或软腭膨隆,出现咽部异物感或吞咽障碍。其他部位的肿瘤体积较大时,可引起面部畸形。

(4)如肿瘤在缓慢生长一段时间后,突然出现生长加速、疼痛或面神经麻痹现象,则提示可能出现恶变,应予考虑。

2.特殊检查

(1)涎腺造影检查:表现为良性肿瘤的占位性病变。

(2)CT、三维 CT 及 MRI 检查:可明确肿瘤的位置、边界,肿瘤与周围组织、器官的关系等。

【鉴别诊断】

1.涎腺区慢性淋巴结炎:颌下区最常见,有颌面部感染史。时大时小,对抗生素治疗有效。

2.淋巴结核:可有结核病病史,增长缓慢。结核菌素试验可为阳性,抗结核治疗有效,穿刺物抗酸染色阳性。

3.第一颈椎横突肥大,在乳突尖至下颌角的中点处深面可扪及一硬性肿块,有不适感或轻度疼痛,不活动,X线片可助确诊。

【治疗】

手术治疗:

1.腮腺浅叶肿瘤、深叶肿瘤,应保留面神经行全腮腺及瘤体切除,术中注意不能切破瘤体。

2.颌下腺肿瘤应包括颌下腺一并切除。

3.小涎腺肿瘤,应在距瘤体边界 0.5cm 正常组织外切除肿瘤,腭部肿瘤自骨面翻起。如骨质受累,可除去骨质,尽量保留鼻腔侧黏膜。

【预后】

术后一般无复发,如术后复发,则易恶变。

八、淋巴瘤性乳头状囊腺瘤

淋巴瘤性乳头状囊腺瘤又称沃辛瘤,属于涎腺的良性肿瘤,可发生于任何年龄,多见于 40～70 岁。男性多于女性,约 5：1,病史长,临床较多见。

【诊断】

1.临床表现

(1)多发生于腮腺,生长缓慢,少数见于颌下腺。

(2)常见部位在腮腺的后份表面及其下极部位。

(3)肿块呈圆形或卵圆形,表面光滑,质地软,边界清楚,扪诊有弹性感。

(4)肿瘤具多灶特点,双侧腮腺可同时发病。

2.特殊检查

(1)涎腺造影检查:表现为良性占位性病变,位置较浅,导管充盈良好。

(2)ECT 检查:淋巴瘤性乳头状囊腺瘤中放射性核素^{99m}Tc 的浓度集中,其他涎腺瘤少此特性。

【鉴别诊断】

淋巴结疾病:淋巴结炎有病灶的历史,时大时小,早期抗生素治疗有效,^{99m}Tc 扫描无核素浓集现象。

【治疗】

手术治疗:淋巴瘤性乳头状囊腺瘤包膜完整,可从包膜上剥离。如确定为多灶性病变,则应行腮腺浅叶切除术。

【预后】

术后多无复发,恶性情况非常少,但有报告。

九、腺样囊性癌

腺样囊性癌是常见的涎腺恶性肿瘤之一,也可见于鼻、鼻咽部、鼻旁窦或气管等部位。多发于 40～60 岁,无明显性别差异。

【诊断】

1.临床表现

(1)生长缓慢,病史长。

(2)小涎腺中发生率高,多见于硬腭及腮腺,其次为颌下腺,舌下腺、口底等少见。

(3)早期为无痛性肿块,少数初期即疼痛,呈间断性或持续性。

(4)肿瘤呈圆形或结节状,表面光滑,多数边界不清,活动度差,与周围组织粘连。

(5)常沿神经扩散,易侵犯面神经,小涎腺的肿瘤易侵犯邻近骨组织,表面黏膜或皮肤出现溃疡等。

(6)易发生远处转移,肺最多,其次为骨骼。

2.特殊检查

X 线片表现为恶性肿瘤特征。

3.诊断要点

涎腺肿块早期出现疼痛及神经麻痹者,应首先考虑此病。

【治疗】

1.局部大块切除是根治腺样囊性癌的主要原则:①发生于腮腺者,需行腮腺全切,面神经不易保留。②发生于颌下腺者,至少行腺体切除术及颌下三角淋巴清扫术。③腭部的肿瘤,应做上颌骨次全或全切除。如侵犯腭大孔,应连翼板、翼腭管一并切除。如有区域性淋巴结转移,应同时行颈淋巴清扫术。

2.复发性或晚期肿瘤除广泛切除外,可配合放疗,控制肿瘤的复发及发展。

3.术后可加用化疗,药物可选用顺铂、氟尿嘧啶等。

十、黏液表皮样癌

黏液表皮样癌是最常见的涎腺癌,依细胞分化程度和生物学特性,又分为低度恶性(高分化)和高度恶性(低分化)肿瘤。可发生于任何年龄,最高发病年龄为 31～50 岁。女性稍多于男性。

【诊断】

1.临床表现

(1)发生于腮腺者最多,其次是腭部、磨牙后区小涎腺及颌下腺。

(2)低度恶性的临床表现与混合瘤相似,为无痛性肿块,生长缓慢,边界清楚,质地中等,活动,表面光滑或呈结节状。腭部及磨牙后区的肿瘤,位置表浅,穿刺有时可抽出少量血性紫黑色液体。

(3)高度恶性黏液表皮样癌的临床表现:生长较快,多伴疼痛。本病多属实质性,与周围组织粘连,活动度差,可能累及面神经出现面瘫,表面皮肤或黏膜可出现溃疡。颌下腺肿瘤可能出现舌下神经麻痹,淋巴结转移或远处骨、肺、脑转移。

2.特殊检查

(1)低度恶性黏液表皮样癌一般于术中做快速冰冻切片确诊。

(2)涎腺造影呈侵蚀性破坏,导管有缺损中断,远端导管出现部分或不完全充盈,管壁不光滑,或分支导管破坏,碘油外漏等。

(3)CT 及 MRI 检查:肿块边界不清,呈浸润性破坏。

【治疗】

1.手术治疗

(1)局部彻底切除,避免切破瘤体,以免复发。

(2)对腮腺的黏液表皮样癌,一般采用保留面神经的腮腺全切除。如果面神经受累,应及时切除。如术中见神经穿过瘤体,应不予保留。

(3)对颌下腺黏液表皮样癌,切除颌下腺并行颌下三角清扫术。

(4)高分化的黏液表皮样癌颈淋巴结转移率低,可不做颈淋巴清扫;低分化型者宜行选择性颈淋巴清扫术。

2.放射治疗

高度恶性的黏液表皮样癌,术后配合使用放疗,可提高疗效,减少复发。低度恶性者对放射线不敏感。

十一、基底细胞腺癌

基底细胞腺癌是与基底细胞腺瘤相对应的恶性肿瘤,较少见。

【诊断】

1.多发于腮腺,其次为颌下腺,小涎腺少见。

2.肿瘤生长较缓慢,病期长短不等,有部分病例出现病变区疼痛及程度不等的面神经受累症状。

3.肿瘤表面光滑,部分呈结节状,质地稍硬,边界不清,与周围组织粘连,活动度差,后期侵犯皮肤、嚼肌、累及骨质。

4.少数有区域性淋巴结转移。

5.少部分患者同时伴有头皮的类皮圆柱瘤。

6.涎腺造影检查示恶性肿瘤征象。

【治疗】

彻底切除病灶,如有面神经受累,不宜保留神经。

十二、乳头状囊腺癌

乳头状囊腺癌又称恶性乳头状囊腺瘤、产黏液的乳头状囊腺癌,是常见的涎腺癌的一种,可发生于各年龄组,男性多于女性。

【诊断】

1.腮腺最常见,其次为颌下腺、腭腺、颊部小涎腺、唇部小涎腺等。

2.肿瘤生长缓慢,病史长。

3.局部无痛性肿块,表面光滑或呈结节状,质地中等或稍硬,部分有囊性感,浸润性生长,边界不清,比较固定。

4.可有近期生长加快或疼痛,或出现面神经麻痹。

5.发生于小涎腺的肿瘤表面可有溃疡形成。

6.部分病例可出现区域性淋巴结肿大,或全身转移。

【治疗】

1.手术治疗

局部彻底切除,在腮腺如面神经与肿瘤贴近,应切除面神经,并同期用耳大神经移植术或腓肠神经移植术修复。因颈淋巴结转移率高,应行根治性或选择性颈淋巴清扫术。

2.放射治疗

对放疗不敏感,但可用作术后辅助治疗或姑息治疗。

3.化疗

用作术后辅助治疗。

【预后】

本病预后差,易复发或发生全身性转移。

十三、腺癌

腺癌为较常见的涎腺恶性肿瘤。形态学上可包括小梁状腺癌、成釉细胞瘤样型腺癌、黏液细胞瘤、乳头状囊腺癌及嗜酸粒细胞腺癌等。

【诊断】

1.好发于腮腺及腭部小涎腺。

2.表面光滑,质地中等,部分稍厚,边界不清楚,活动性差,较固定。

3.可伴有疼痛,早晚不一。

4.易发生区域性淋巴结或全身转移。

【治疗】

见本章"乳头状囊腺癌"。

十四、鳞状细胞癌

鳞状细胞癌是较少见的一种涎腺癌,指原发于涎腺的鳞状细胞癌。多发生在 50 岁以上,男性较多见。

【诊断】

1.临床表现

(1)部位以腮腺最常见(约 2/3),颌下腺约占 1/3,小涎腺极少见。

(2)属高度恶性肿瘤,生长迅速,病程短。

(3)肿瘤形态不规则,浸润性生长,边界不清,质地硬,粘连不活动,皮肤可发生溃烂,开口受限等。

(4)多伴疼痛,腮腺肿瘤易侵犯面神经,颌下腺肿瘤易侵犯舌下神经致功能障碍。

(5)早期出现颈淋巴结肿大,转移早。

2.特殊检查

(1)涎腺造影检查示恶性肿瘤征象、导管破坏、碘油外漏等。

(2)CT 及 MRI 检查:肿瘤边界不清,呈浸润性。

【治疗】

1.手术治疗

(1)局部扩大切除,如出现神经受累症状,应切除面神经或舌下神经。

(2)同期行选择性颈淋巴清扫术,必要时用带蒂或游离皮瓣修复皮肤缺损区。

2.特殊治疗

术后可配合放疗或化疗,以减少复发。

【预后】

本病恶性度高,转移早,易复发,预后不良。

十五、肌上皮癌

肌上皮癌是与肌上皮瘤相对应的、少见的涎腺恶性肿瘤,见于各年龄组,男女无明显差异。

【诊断】

1.部位以腮腺最常见,其次是腭部小涎腺及颌下腺。

2.病期长短不一,多数在一年之内。

3.早期肿瘤边界清楚,质地中等,活动。肿瘤进一步发展,呈浸润性,可侵犯面神经,腭部小涎腺肿瘤表面可出现破溃。

4.可有区域性淋巴结转移,晚期可出现血行转移,多见于肺、骨等。

【治疗】

1.手术治疗

(1)根治性切除肿瘤:腮腺瘤体体积小且远离面神经者,可保留面神经;肿瘤范围大或侵及面神经者,可切除面神经。

(2)颈淋巴结转移率不高,原则上不必做选择性颈淋巴清扫术。肿瘤范围广泛,可疑或出现淋巴结转移者,可考虑行选择性颈淋巴清扫术。

2.放射治疗及化疗

可用于术后的辅助治疗。

【预后】

肌上皮癌可发生远处转移,故远期预后较差。

十六、未分化癌

未分化癌指癌细胞分化极差,既不向表皮样细胞分化,又无明显腺性分化,不能归入任何其他类型的上皮性恶性肿瘤,包括小细胞癌及伴有淋巴样间质的未分化癌,后者即恶性淋巴上皮病变。

【病理】

未分化癌细胞分化极差,呈圆形或梭形,并常有显著坏死及出血。

【诊断】

1.临床表现

(1)多发生于腮腺及颌下腺,亦可发生于小涎腺,舌下腺少见。

(2)病程短,生长迅速,呈浸润性,无明确边界,侵犯周围组织可导致功能障碍。

(3)早期即有疼痛,并波及面神经引起面瘫。

(4)易发生区域性淋巴结转移,常伴有远处肺、肝、骨等转移。

2.特殊检查

(1)X线片:涎腺造影检查为恶性肿瘤征象。

(2)放射性核素扫描(SPECT)检查可示骨转移。

【治疗】

1.手术治疗

(1)应根治性切除肿瘤,在正常范围内广泛切除。腮腺肿瘤常需切除面神经,连波及的组织一并切除。

(2)颈淋巴结转移率高,一般应行联合根治术。

2.放疗及化疗

本病对放疗有一定敏感性。由于远处转移较多,在手术前后可加用化学药物治疗。

【预后】

本病预后较差。

第五章　口腔修复

第一节　牙体缺损

【概述】

牙体缺损是指各种牙体硬组织不同程度的质地和生理解剖外形的损害或异常,它常表现为正常牙体形态、咬合及邻接关系的破坏。因而常常对咀嚼、发育、面容、牙髓、牙周组织甚至对全身健康等产生不良影响。

一般情况下,牙体缺损多采用充填治疗方法,但如果在牙体缺损范围大、缺损程度严重、残留牙体组织或充填后抗力形、固位形差或受到充填材料性能限制的情况下,单纯用充填治疗不能获得满意的效果时,就应采用修复治疗的方法。

牙体缺损的修复是用人工制作的修复体恢复缺损牙的形态、外观和功能。用于牙体缺损修复治疗的修复体有人造全冠、部分冠、嵌体、桩冠、种植体牙冠和 CAD-CAM 修复体等。

这些修复体的完成过程是:首先按设计要求将患牙预备出一定的间隙和外形,然后制作出一个与预备后的患牙表面完全密合的修复体,再以粘固剂将其粘着在预备后的牙体上,从而恢复患牙正常的解剖外形、咬合、邻接关系和功能。因此,一个良好的修复体不单纯是一件牙体缺损部分的人工替代物,同时也应是一个治疗装置,能起到阻止牙体病变进一步发展、恢复正常生理功能、预防牙体、牙周支持组织病变的发生、保证口颌系统健康和各部协调等作用。

【临床表现】

1.缺损可出现牙髓刺激症状甚至出现牙髓炎症、坏死及尖周病变。

2.破坏正常邻接关系,影响正常的咬合关系。

3.大范围及严重的牙体𬌗面缺损不但影响到咀嚼效率,还会形成偏侧咀嚼习惯,严重者会影响垂直距离及出现口颌系统的功能紊乱。

4.牙列残冠残根会降低垂直距离,影响患者的面容及心理状态。

5.残冠残根常成为病灶而影响全身健康。

【诊断要点】

1.牙冠的形态异常

因龋病、外伤、磨损、楔形缺损、酸蚀及发育畸形造成的牙体解剖外形的异常。如残冠、残根,前牙切角、后牙牙尖折断,牙冠、牙根折裂,过小牙,锥形牙及楔形缺损等。

2.牙冠的颜色异常

因死髓所致牙冠灰暗变色,因氟斑牙症、四环素牙、釉质发育不全引起的牙冠色彩、色调、透明度的异常。

3.牙冠的质地异常

因牙釉质发育不良,如珠光牙、釉质发育不全造成的牙釉质、牙本质硬度下降,或因外伤引起的斜折、纵折或隐裂等。

4.牙体解剖外形的异常

可能出现症状或可能发生继发性损害者,无法单靠牙体充填完成满意的治疗,或已做了牙体大面积充填而抗力形差者。X线片可见牙体组织有较大面积的透射区,或咬合检查出现低𬌗,或牙体探查有明显的牙体硬组织软化,或牙冠色彩异常影响患者的美观。

【治疗原则及方案】

1.正确地恢复形态与功能

(1)轴面形态

1)维持牙颈部龈组织的张力和正常接触关系。

2)保证食物正常排溢及食物流对牙龈的生理刺激作用。

3)利于修复体的自洁。

(2)邻接关系

牙冠修复体邻面与邻牙紧密接触,防止食物嵌塞,维持牙位、牙弓形态的稳定,使之与邻牙相互支持,分散𬌗力,同时有利于每个牙在咀嚼时保持各自的生理运动。

(3)外展隙和邻间隙:准确地控制。

(4)𬌗面与咬合关系:正确地恢复。

2.患牙预备时尽可能保存、保护牙体组织

(1)去除病变组织,阻止病变发展。

(2)消除轴壁倒凹,获得良好的就位道。

(3)开辟修复体所占空间,保证修复体一定的强度、厚度和美观。

(4)牙体预备成一定的形态,提供良好的固位形和抗力形。

(5)磨改过长牙或错位患牙,为修复体𬌗恢复和戴入道创造有利条件,以建立和谐的咬合关系和外观。

(6)磨改异常对𬌗牙、邻牙,预防𬌗紊乱、邻接不良和人造冠戴入困难。

(7)预防性扩展,以便自洁和防止继发龋。应保证修复体𬌗面覆盖牙体的点隙裂沟,邻面扩展到自洁区。

3.修复体应保证组织健康

(1)修复体的设计应有利于口腔组织健康。

(2)牙体预备应有利于牙髓组织健康。

(3)修复体应有利于牙龈组织的健康。

1)修复体龈边缘的位置恰当。

2)修复体龈缘的外形和密合性。

3)修复体龈边缘处的牙体预备形式正确。

4.修复体应合乎抗力形与固位形的要求

(1)抗力形

1)增加患牙(基牙)抗力的措施:

①修复体类型的设计应考虑到患牙组织结构和缺损情况,避免牙体预备后形成薄壁弱尖。

②牙体预备时去除易折断的薄壁,降低高尖陡坡。

③牙体缺损大者,应采用辅助增强措施。

2)增加修复体抗力的措施:

①保证修复体适当的体积和厚度。

②合理恢复修复体的外形。

③根据患牙条件和设计要求,选择理化性能优良的修复材料。

④保证修复制作质量。

⑤控制𬌗面形态及𬌗力方向,避免𬌗力集中。

(2)固位形

1)根据牙体修复固位需要选择合适的固位形。

2)环抱固位形的利用,有正确的𬌗龈高度、轴壁平行度,与牙体密合。

3)钉洞固位形,其深度、直径、位置及方向应正确。

4)沟固位形,深度、长度、方向及外形准确。

5)洞固位形,深度、洞壁、洞外形合理,鸠尾固位形、洞缘斜面及预防性保护处理得当。

5.牙体缺损修复前的口腔检查及准备

(1)牙体缺损修复前应进行规范、周密细致的口腔颌面系统的检查。

(2)完善的、系统的牙体、牙髓治疗或错𬌗畸形的矫治。

(3)对一些患者,修复前应针对全身疾病作必要的支持性治疗和心理学评价。

(4)所有口腔修复的技术操作均应严格遵守各项技术操作常规,注意牙科手机及各种常用器材的清洗、消毒,防止交叉感染。

6.选用下列修复治疗方案时除符合上述原则外,还应明确

(1)嵌体

1)正确选择各类嵌体,准确预备洞形。

2)恢复患牙的正确解剖外形,设计合理。

3)建立良好的咬合及邻接关系。

4)表面光洁,粘结良好。

(2)3/4 冠:有前牙 3/4 冠和后牙 4/5 冠两种主要修复形式。

1)合理地选择适应证。

2)正确设计沟固位形,防止影响牙体组织的抗力形及美观。

3)控制好轴壁聚合角和预备出前牙颈袖,保证固位力。

4)保证修复体边缘与牙体密合,预防继发龋。

5)修复体外形及边缘位置合理,保证其自洁作用。

(3)金属全冠

1)选择生物学性能良好的金合金作修复材料,可适当减少牙体切割量。

2)全冠的边缘设计有利于增强全冠的固位和美观。

3)𬌗面设计有利于减小侧向力,增加机械便利。

4)牙冠严重缺损者应考虑以桩、钉加固,必要时采用钉核加强固位。

5)患牙原有水平性、垂直性食物嵌塞者,在全冠的外形设计上应考虑到食物流向的控制。

6)铸造全冠固位力差、𬌗力大者,宜用高强度的树脂类粘结剂。

7)根据患牙位置、方向及邻牙情况设计就位道。

(4)金属烤瓷全冠:金属烤瓷全冠也称烤瓷熔附金属全冠,是一种由低熔烤瓷真空条件下熔附到铸造金属基底冠上的金-瓷复合结构的修复体。

1)金-瓷结合部设计合理:衔接线的位置、金-瓷结合线的外形、金-瓷衔接处的瓷层厚度及外形均应符合强度、美观要求。

2)应尽量保持牙体活髓,特殊情况下(如牙体移位,过小牙等等)为了固位、美观的需要,如不得已时可考虑牙髓失活、根管治疗后再修复。

3)金属基底冠的设计,应具有一定厚度和强度,且为瓷层提供适当空间,而且可提供足够的固位。

4)金属基底表面形态,应无尖锐棱角、锐边,各轴面呈流线型,以免出现应力集中。

5)冠的边缘与牙体颈部肩台密合,连续光滑,粘固面清洁。

6)冠的色彩、色调、透明度与自然牙基本和谐。

(5)瓷全冠

1)严格掌握适应证。

2)设计合理,牙体预备时,各个部位预备量准确,确保全瓷材料的强度和美观。

3)注意保护活髓牙,防止造成牙髓炎,必要时事先对牙髓失活,待牙髓治疗后再进行瓷全冠修复。

4)选用色调合适的粘结剂,保证瓷全冠的色泽美观自然。

5)瓷全冠制备过程中,注意防止瓷层的机械损伤;粘固后,嘱患者不得啃咬硬物,防止瓷裂。

(6)树脂全冠:这种修复体有两大类,即修复用和暂时修复用修复体。

直接用于冠桥修复的暂时冠可根据需要有以下几类:①预成树脂冠,②预成软质合金冠,③个别制作树脂冠(又分为热凝丙烯酸树脂冠,光固化树脂冠,预成树脂牙面自凝树脂冠,自凝树脂冠),④直接成形树脂冠等多种形式。

树脂冠应符合下列要求:

1)冠的形态正确,咬合、邻接好,冠边缘不压迫、刺激龈缘。

2)尽量减少树脂内残留单体,预防龈缘炎。

3)冠与牙体密合。

4)颜色与自然牙列和谐。

5)表面光洁。

(7)桩冠:桩冠是利用金属冠桩插入根管内以获得固位的一种冠修复体。有①树脂桩冠;②金属舌面板桩冠;③烤瓷桩冠;④铸造桩冠;

⑤组合式桩冠或桩核冠等多种形式。

1)修复前患牙根管已经过完善的治疗。

2)冠桩的长度,冠桩的直径,冠桩形态设计合理,有足够的固位。

3)冠修复体与冠桩有好的结合力。

4)冠修复体的形态、咬合、邻接、边缘合适,色泽自然。

(8)桩核冠:桩核冠是在残根、残冠上利用根管内或残冠上制作的核结构固位的全冠修复体。它有铸造桩核冠、预成螺纹桩核冠、螺纹树脂核冠等几种主要形式。

1)修复前患牙根管已经过完善的治疗。

2)桩核的固位形态、桩的长度、直径设计合理,有足够的固位。

3)冠修复体与桩核有良好的结合力。

4)冠修复体的形态、咬合、邻接、边缘合适,色泽自然。

第二节　牙列缺损

【概述】

　　牙列缺损是指在上下颌牙列内的不同部位有不同数目的天然牙缺失,牙列内同时有不同数目的天然牙存在。牙列缺损的常规修复方法主要有可摘局部义齿和固定义齿。常规可摘局部义齿由人工牙,塑料基托,成品钢丝固位体,铸造𬌗支托和小连接体组成。固定义齿由固位体、桥体和连接体组成。两者都是适应范围广,应用最广泛的修复设计形式。

【临床表现】

1.咀嚼功能降低。

2.缺牙影响美观和发音等功能。

3.可能导致余留牙的倾斜,移位,对颌牙伸长,咬合创伤,甚至牙松动等。

4.剩余牙邻接关系的破坏导致食物嵌塞。

5.部分牙周组织废用性萎缩或其他牙周疾患。

6.可能导致颞颌关节疾患。

7.余留牙移位可能导致正中𬌗位和侧向𬌗位的改变。

【诊断要点】

1.缺失牙情况

(1)缺失牙的数目:牙列中一个牙或数个牙缺失,单颌至少存留一个牙。

(2)缺牙位置:可在上颌、下颌或上下颌联合缺牙,缺牙区可位于牙列的前、中后部。

(3)𬌗龈距离:𬌗龈距表现为过大、正常或偏小。

2.剩余牙槽嵴情况

检查拔牙创或创伤愈合好,牙槽嵴形态基本正常,无骨尖、残根、残片及增生物,无其他黏膜疾患。

3.基牙

基牙稳固,牙冠外形正常,无龋患及充填物悬突,无明显牙周炎症,X线片显示未见根尖病变。

4.余留牙

余留牙冠无明显伸长、下垂及过度倾斜,无Ⅲ度以上松动,无不良修复体。

5.𬌗关系

𬌗关系基本正常,颞颌关节功能基本正常。

【治疗原则及方案】

1.可摘局部义齿

(1)修复体有利于口腔硬软组织的健康。

(2)设计合理,设计的基本要求与患者口腔条件结合恰当。

(3)义齿的固位、支持和稳定性良好。

(4)义齿的就位道设计合理,患者容易摘戴。

(5)基托边缘圆钝,厚度适中,伸展适度。磨光面高度抛光,组织面光洁,无气泡。

(6)支托、卡环高度抛光。

(7)义齿色泽、形态符合美观要求。

(8)殆关系正确,无早接触及殆障碍,咀嚼功能良好。

2.固定义齿修复

(1)适用于牙列中少数牙缺失,殆力主要由桥基牙承担。

(2)修复体通过固位体粘固在基牙上,患者不能摘取。

(3)基牙有足够的支持力,良好的固位力,能够取得共同的位置。

(4)基牙的数量以牙周膜面积来决定。

(5)基牙两端的固位体固位力足够且应基本相等。

(6)固位体的固位力大小应与殆力的大小,桥体的跨度和曲度相适应。

(7)正确恢复桥体殆面的解剖形态,适当采取减少殆力的措施。

(8)桥体龈端的设计有利于自洁,应高度光洁且与黏膜有良好的接触关系。

(9)正确恢复桥体颊舌面的突度、颈缘线和邻间隙形态。

(10)高质量的制作工艺,义齿美观,坚固耐用。

(11)殆关系正确,无早接触及殆障碍,咀嚼功能良好。

3.活动-固定联合修复

(1)基本原则

1)应同时遵循可摘局部义齿和固定义齿修复的原则。

2)义齿的固位主要靠摩擦力、机械制锁作用或磁力,患者可以自行摘戴。

3)根据牙列缺损情况,恰当选用下面常用的设计形式为:磁性固位义齿,精密附着体义齿和套筒冠义齿。

(2)附着体义齿的修复原则

1)适用于口腔缺牙数较多,缺牙区集中,特别是单双侧游离端缺失的牙列缺损患者。

2）要求基牙健康、基牙条件较差者应行联冠加强。

3）缺牙区颌龈距在 5mm 以上。

4）基牙和牙槽嵴共同承担𬌗力,应采用功能印模法制取缺牙区印模。

5）磁性附着体衔铁,设置在基牙冠的近缺牙隙侧,与基牙上的全冠形成一整体。义齿依靠磁性附着体固位,通常在一侧缺牙区设计 1～2 只磁性附着体。在特殊情况下,磁性附着体可与其他固位体联合应用。

6）精密附着体义齿依靠基牙上的冠内、冠外附着体固位。

7）一般无卡环等金属部件暴露,美观舒适。

8）不适用于颌龈距过小及无法取戴义齿的患者。

（3）套筒冠的修复原则

1）除缓冲型圆锥型套筒冠的内外冠之间允许𬌗面、轴面存在适当的间隙外,其他的内外冠之间必须密合。

2）为使修复体既能易于摘戴,又能达到良好固位,多基牙时,固位形基牙通常 3～4 个,基牙位置以尽量分散为好。

3）套筒冠外冠的材料选择应注意强度,一般第二磨牙采用铸造外冠为好,而其余可采用硬质树脂（牙面）或烤瓷外冠。在采用烤瓷外冠时要注意防止瓷面折裂脱落,颈缘需有金属保护线。

4）外冠与义齿其他部分的连接处（小连接体）要有足够强度,能防止折断,小连接体与外冠近中面或远中面的轴面中 1/3 处连接成整体,一般厚度在 1.5mm 以上,宽度在 2.0mm 以上。

4.单个牙和多个牙种植义齿

（1）单个牙种植义齿又称为种植单冠,多个牙种植义齿可为种植基牙支持或种植牙和天然牙联合支持的固定式种植义齿。

（2）种植修复要求缺牙区有理想的骨量和质量,包括经手术后解决其骨量不足的问题。

（3）正确恢复缺失牙的形态和功能。

（4）保证义齿良好的固位,支持和稳定。

（5）合理的力学设计,保护口腔硬软组织的健康。特别是应力的分散和缓冲,咬合设计正确。

5.覆盖义齿

（1）修复体有利于覆盖基牙及牙槽嵴的健康。

（2）根据各类附着体适应证选择不同的附着体类型。

（3）覆盖基牙若有龋病、牙周病或根尖周病,应彻底治疗后方可选作基牙。

（4）义齿𬌗力应由覆盖基牙和牙槽骨共同承担,避免基牙早接触。

（5）义齿基托在覆盖基牙龈缘处切勿接触过紧或形成死角,避免发生龈缘炎。

（6）高度抛光覆盖基牙上的顶盖。

（7）精细制作义齿,其要求见可摘局部义齿。

第三节　牙列缺失

一、全口义齿

【概述】

牙列缺失指上颌、下颌或上下颌天然牙的全部缺失。其病因除龋病及牙周病之外,还可由老年人的生理退行性改变所致。有时也可由全身疾患,外伤或不良修复体等引起。由于在颌骨上没有天然牙存在,亦无咬合关系,牙列缺失无论在形态或功能上的改变和紊乱,均比牙列缺损严重。也妨碍患者社交,身心健康常严重受损。

【临床表现】

1.口腔功能下降

牙列缺失使咀嚼功能遭到严重破坏,患者一般仅能进软食、流食。牙列缺失能影响发音功能,尤其是影响唇齿音。

2.颌骨形态改变

当牙缺失后,上下颌骨的改变主要是牙槽嵴的萎缩。随着牙槽嵴的吸收上下颌骨亦逐渐失去原有形状和大小。牙槽嵴的吸收速度与缺牙原因、缺牙时间以及骨质致密程度有关。

上颌牙槽嵴吸收的方向,呈向上向内的趋势,使上颌骨的外形逐渐缩小。

下颌牙槽嵴吸收的方向是向下前和向外,与上颌骨相反,结果使下颌弓逐渐变大。上下颌骨间的关系亦失去协调,甚至可表现出下颌前突、下颌角变大、髁突变位以及颞下颌关节骨质吸收和功能紊乱。

由于缺乏咀嚼功能,上下颌骨得不到足够的功能刺激,因而破骨细胞与成骨细胞的活动失去平衡,从而导致骨吸收不断持续。

3.面部形态改变

唇颊部因失去硬组织的支持,向内凹陷,上唇丰满度消失,面部皱折增加,鼻唇沟加深,口角下陷,面下 1/3 距离变短,面容明显呈衰老状。

由于肌肉张力平衡遭到破坏,失去正常的张力和弹性,亦由于组织的萎缩,黏膜有时变薄变干,失去正常的湿润和光泽。

【诊断要点】

牙列缺失的诊断容易确定,但需通过详细检查,明确患者牙槽嵴萎缩的严重程度、颌弓形态大小等解剖学特征,以便选择合适的修复方法。

1.牙槽嵴萎缩的程度

牙槽嵴萎缩的程度通常分为轻、中、重三种。轻度和中度萎缩,对义齿的固位影响不大,而重度萎缩者则需要通过人工牙减径和选择非解剖式牙来减小𬌗力。在可能的情况下建议患者选择种植全口义齿。

2.颌弓形态和大小

颌弓形态一般分方形、卵圆形和三角形三种和大中小三类,义齿修复要按其种类排列。检查时尤要注意上下颌弓形态是否协调,两侧吸收是否一致。

3.上下颌弓的位置关系

一般有三种情况:正常的位置关系,下颌前突的位置关系,上颌前突的位置关系。

4.上下颌颌间距离

颌间距离是指上下颌弓嵴顶间的垂直距离,由于牙槽嵴吸收的程度不同,因而颌间距离也有大小不同,可分三类:颌间距离较大,颌间距离适中,颌间距离较小。

5.腭的形状

腭的形状亦可分为高中低三类:高腭形,腭高低适中,腭顶低平形。

6.软硬腭的连接关系

软硬腭的连接情况与后堤区大小有关,一般水平连接者,后堤区较大;成垂直向连接者,后堤区较小。后堤区较大者,边缘封闭作用好,后堤区小者,则较差。

7.黏膜

黏膜适中则与义齿基托能密切吻合。黏膜过薄,与义齿基托不易吻合得好,常产生疼痛。

8.唾液

唾液分泌量过少,不利于义齿固位,而分泌量过多,有时也影响下颌义齿固位。

9.原有义齿情况

对曾使用过旧义齿者,需详细的了解使用情况及目前义齿情况,以便制作新义齿时改进。

【治疗原则及方案】

牙列缺失的修复原则为恢复咀嚼功能,改善发音,恢复颞颌关节的正常功能,恢复正常面容,对相关颌面组织起保健作用。修复体应坚固、戴用舒适等,此外,尤其要注意根据组织缺损情况、患者自身的特点及对修复体的要求,设计符合其个体需要的修复形式。

全口义齿基本有两种类型,即传统全口义齿和种植全口义齿。其选择时主要考虑以下问题:

1.患者的要求

由于种植义齿价格贵、制作过程复杂、戴用义齿后的随访要求也高,因此,必须在患者通晓了种植义齿的基本情况后提出种植义齿修复的要求,这是保证患者有良好合作、最终效果满意的基本条件。

2.患者的口腔条件

对下颌牙槽嵴低平、用普通全口义齿难以满足患者对咀嚼食物的要求者,口腔黏膜对义齿基托材料过敏者,可优先推荐选择种植义齿。但要求患者的上下颌弓关系及颌间距离基本正常。

3.患者的全身状况

患者的年龄及全身状况能经受种植手术及反复多次就诊的需要。

二、即刻全口义齿

【概述】

即刻义齿又称预成义齿。它是在患者的天然牙尚未拔除前预先将全口义齿做好,待拔除天然牙后立即将其戴入口内的一种全口义齿修复体。

【临床表现】

1.口内部分牙缺失,义齿稳固性差,咀嚼功能降低。

2.尚存牙伸长、倾斜、Ⅲ°松动或伴有牙周炎。

3.余留的残冠、残根可能有龈组织覆盖根面或瘘管形成,不宜保留者。

4.面部形态有可能发生改变。

5.尚存的部分天然牙,有可能保持着或无原有的咬合关系和颌间距离。

【诊断要点】

1.余留牙松动Ⅲ°无法保留。

2.残冠、残根的 X 片显示根短,根周牙槽骨破坏大,根管治疗预后不良。

3.余留牙是否可维持颌位关系。

【治疗原则及方案】

1.因工作或其他需要,患者要求制作即刻义齿。

2.患者全身健康状况良好,可经受一次拔除较多的患牙。

3.余留牙无急性根尖周炎、牙槽脓肿、急性牙周炎等情况时可即刻拔除。

4.义齿戴后 2～3 个月应进行垫底,调𬌗,或重新制作。

5.修复原则同全口义齿。

第四节　颌面缺损的修复

颌面缺损修复是用人工材料修复上下颌及面部组织器官的缺损或缺失,并恢复其部分生理功能。

【适应证】

1.配合上、下颌骨切除等手术后用的矫治器。

2.上、下颌骨缺损的修复。

3.面部耳、眼、鼻器官和面颊、眶部缺损的修复。

4.助语器、颌骨骨折的固定夹板等。

【操作方法】

(一)修复原则

1.早期修复

上颌骨部分或全部切除后将导致牙列缺损、口鼻腔相通、面中份软组织凹陷和口鼻歪斜,这些解剖结构的异常会造成患者吞咽困难、发音异常、咀嚼功能下降和容貌受损。结构、功能和容貌异常严重损伤患者的心理和精神健康。如果上颌部分切除术后,不立即进行早期的修复治疗,创面愈合过程中的疤痕挛缩还将导致患者张口受限,加重颜面畸形,给以后的修复治疗和患者的心理康复带来很大的困难。因此,尽早进行修复治疗是非常必要的。早期修复不仅能分隔口鼻腔、恢复功能、改善容貌而且对患者心理上会起到一定的安慰作用。所以,术后需立即戴上即刻外科阻塞器(腭护板)、颌导板这类预成修复体。早期修复对面颊部及鼻缺损的患者,还能起到保护创面、防止周围组织挛缩的作用。因此面部缺损也以早期修复为原则。

2.恢复生理功能

颌骨缺损修复应尽量恢复患者的吞咽、语音和咀嚼等生理功能。

3.恢复面部外形

对于颌骨缺损患者应采取外科、放射和修复的全程协作医疗的方式,通过手术切口的美观设计和创面植入半厚皮片、早期修复、在放射治疗中佩戴无金属的阻塞器和开口训练,有效地恢复患者的面形。面部缺损的修复在恢复外形的基础上应使赝复体表面颜色及透明度与周围的皮肤接近。

4.保护余留组织

除不能治愈的残根或过度松动的牙、锐利的骨尖、骨突,不能利用反而妨碍修复的瘢痕组织需切除等外,应尽量保留剩余组织。

5.获得足够的支持和固位

颌骨缺损的修复体往往大而重,缺损区缺乏有效的支持组织,在修复设计时要争取利用口内现有的基牙支持条件和骨组织支持条件。对于松动度较小的天然牙应进行彻底的牙周治疗予以保存并以联冠的方式予以加强作为基牙,为颌骨缺损修复提供一定得支持和固位。尽量保留残根以提供支持和固位。骨组织除了能够提供黏膜形式的支持外,还可以通过植入种植体为颌骨缺损的修复提供有效的支持和固位。

6.轻巧、使用方便、舒适耐用

重量对固位是不利的。因此义颌要尽可能设计制作得轻巧,不能过厚,阻塞部分应做成中空形式以减轻重量,或开顶式更能减轻重量。颌骨修复体还要容易摘戴、使用方便、舒适耐用。

（二）修复要点

1.术前口腔检查与治疗

应在外科切除手术之前就对患者的口颌情况做彻底检查,完成常规的预防性治疗,包括牙周牙体治疗,拔除不能治愈的牙以及不良修复体的拆除并对患者做必要的口腔卫生宣教。

2.术前制备研究模型

术前制取印模,灌制研究模型,取颌关系记录,并把模型按颌关系记录转移到适当的𬦎架上,并获得需要的 X 线片。应与患者讨论修复计划,并向患者解释修复治疗的目的、程序和修复效果等事项。修复医师应与颌面外科医师和放射科医生会诊,讨论有关修复缺损的各种问题。

3.修复程序

颌面缺损的修复治疗可分为三个阶段,最初阶段的修复体被称为即刻外科阻塞器,也称为腭护板,该修复体应在手术前预制,在外科切除术后即刻戴入口内。随着缺损区组织愈合的变化,需要经常修改;第二阶段称暂时阻塞器,这阶段的目的是给患者提供一个较舒适的和有一定功能的修复体,直到组织完全愈合。该修复体通常在手术后 2～3 周开始进行,通常是采用直接法将即刻外科阻塞器转化而成。第三阶段称长期阻塞器,该修复在手术后 3～6 个月时进行,此时缺损腔组织愈合良好,形态大小稳定,所做修复体可长期使用。

（三）基市操作

1.上颌骨缺损的修复

（1）腭护板的设计和制作

1）外科医生在上颌设计图上明确画出手术范围,包括将要切除的骨组织相应的天然牙以及软腭。

2）修复医生应严格根据外科的手术范围设计腭护板。

设计要点:建议在紧邻缺损区的第一个基牙上设计Ⅰ型杆卡环,在其余 2～3 个较为强壮的天然牙上设计间隙卡。根据手术范围的后界预测腭护板的后界,腭护板应覆盖手术后界以后 10～15mm 的软腭组织。

临床操作要点:常规隙卡间隙预备,选择合适托盘并用红蜡片将上颌托盘加长以能覆盖整个软腭为宜。印模制取方法与活动义齿相同,印模后边缘应到软腭后缘。常规灌注模型。

模型设计:在将要切除的颌骨上的天然牙上以"-"作标记。在基牙上划出卡环的位置。在手术侧牙列的唇颊侧画出修复体的前缘和侧缘,在软腭上划出修复体的后边缘。必要确定颌位关系方法同活动义齿。附与模型设计一致的设计单,将设计单和模型送技术室。

技师操作要点如下。

①将模型固定在颌架上。严格按照医生的设计单和模型设计将画有"—"的石膏牙平牙颈部刮除,在此基础上再刮去 3mm 深度的石膏以降低牙槽嵴高度,然后将唇颊侧的石膏刮去 3mm 深度以减小宽度。

②用不锈钢丝弯制卡环,蜡型需严格按照模型设计范围制作。

③仅排前牙不排后牙。

④常规装盒制作完成。

(2)暂时阻塞器制作

1)由腭护板转化而成的暂时阻塞器,将术前预成的腭护板做适当调改使之与术后变化了的口腔软硬组织相适合,然后在腭护板组织面与缺损区相对应的位置添加无刺激性的自凝树脂材料,再戴入口内,可根据缺损的大小进行多次操作,直到所添加的树脂与缺损内表面软组织紧密切合,在患者含水鼓腮时无鼻渗漏为止,最后从阻塞器的顶部进入将中央部的树脂磨除形成中空开敞式阻塞器。

2)对于术前没有预成腭护板的患者,可在术后 2～3 周设计制作中空开敞式或中空封闭式阻塞器,设计与腭护板相同,完成模型设计后交与技师加工。由于术后早期缺损腔形状变化较大,取模后应尽快戴入,否则易出现阻塞器难以就位的情况。

(3)长期阻塞器的设计和制作:修复体类型:支架中空(开敞式或封

闭式)阻塞器。

设计要点如下。

1)支持设计:牙和黏膜混合支持。选择多个基牙,前后牙上均设计支托;尽可能地利用牙槽嵴获得黏膜支持。

2)固位设计:以卡环固位为主,利用缺损区倒凹固位为辅。一般固位体不少于三个,紧邻缺损区的基牙选择Ⅰ型杆卡环。

3)大连结体设计:腭板式。

4)咬合设计:前牙以美观为主,设计为浅覆𬌗浅覆盖;缺损侧后牙为轻微接触,只起支撑面颊和防止对颌牙伸长的作用,不建议患者用患侧后牙咀嚼食物。

临床治疗步骤如下。

①基牙加强处理:紧邻缺损区的基牙作联冠加强,前牙舌侧预留带状支托间隙,后牙预留和𬌗支托间隙和小连接体间隙,近缺损腔的邻面制作成邻面导板。

②基牙预备:对联冠以外的基牙行常规预备。

③取模:选择与患者牙弓适合的托盘,将托盘后缘用红蜡片加长,以盖过缺损后缘15mm为度;将红蜡片烤软加在托盘相对缺损腔的位置上,在口内就位,可反复操作使所加蜡的外形与缺损腔接近;使用海藻酸盐印模料制取印模。

④技术室灌制石膏模型:翻制耐高温模型,制作金属支架。

⑤临床试金属支架,调𬌗。

⑥支架改型个别托盘的制作:技术室将支架复位于模型之上,用自凝树脂或光固化树脂铺在缺损腔内表面及支架的金塑交界区域,制成支架改型个别托盘,将模型沿金塑交界线切割,将缺损侧模型弃之,保留牙列侧模型,在其短端制作固位槽。

⑦颌位关系的确定:于支架改型个别托盘的口腔面相当于牙槽嵴的位置放置软蜡条,将其就位于口腔。嘱患者做正中咬合。

⑧制取缺损区功能印模:对支架改型个别托盘的组织面的表面和

边缘做反复的整塑使之在咬合状态下与缺损区表面的软组织紧密切合,然后对该表面作 0.5mm 的回切后涂托盘粘结剂,在其表面涂布 2mm 厚的硅橡胶印模材料,然后戴入口内,让患者咬至正中𬌗后紧咬合直至材料彻底结合。

⑨灌制复合模型:将支架功能印模复合体从口内取出,修除多余部分,然后将牙列侧模型复位在支架中,用蜡封闭模型与支架之间的间隙,然后灌注模型,建议采用围盒灌注法。

⑩上𬌗架将:复合模型和下颌模型,依照咬合关系固定在𬌗架上。送往技术室加工制作。

完成的修复体戴入和复诊同活动义齿。

此外,对于无牙颌伴颌骨缺损者,全上颌缺损者,必须采用种植覆盖式修复体设计,其设计和操作建议本部分内容参照种植义齿部分。

2.下颌骨缺损的修复

(1)下颌骨切除患者的矫形治疗:下颌骨一侧缺损,健侧下颌内移,使咬合关系错乱,健侧为覆盖加大缺损侧为反𬌗或呈无咬合关系。下颌骨中部缺损,两侧下颌断骨内移,使两侧均为大的覆盖关系或无咬合关系者。所以术前应预成翼状导板手术后立即戴上。翼状导板既可设计在上颌也可在下颌,目前临床多设计在上颌,分不可调式和可调式,其设计和制作要点如下。

设计制作要点:

1)不可调式翼状导板,适用于下颌骨缺损量不多,有较多的稳固余留牙存在者戴用。翼状导板戴在患者上颌。在上颌后牙上制备隙卡沟,利用多个卡环固位。翼板从上颌后牙的腭侧向下伸向同侧下颌后牙的舌侧,至距口底 2mm 的龈缘表面。一侧下颌骨切除者,翼板设在健侧。下颌骨中部缺损者,设在双侧。在正中咬合时,舌翼紧靠在下颌后牙的舌侧,使下颌骨不能向内移位。颊翼的高度要在适当张口度时仍能起作用,而在闭口时离开口底约 2mm,患者不感到压痛。

2)可调式翼状导板,适用于陈旧性下颌骨缺损,下颌骨已难回到正常下颌骨位置上的患者。其与不可调式翼状导板的不同之处在于：其一，在设计方面，翼板塑胶与基板塑胶之间有 3～4mm 的间隙，两者之间由 2～3 根直径为 1.0mm 或 1.2mm 的钢丝相连。通过对这些钢丝的调解达到调节翼板的位置的目的。其二，在颌位确定方面，因这类患者颌位的特殊性，颌关系应取在下颌骨最大矫正位，而不是在正中𬌗位上。其三，在使用方面，导板就位、检查合适后，将翼板和基板间的加力钢丝同时向外方加力，使翼板对余留下颌牙齿整体保持 50g 的压力，其后每 2 周加力 1 次，直至将下颌骨推到正常位置并保持在该位置。

（2）下颌骨缺损的修复：下颌骨缺损，需先檀骨，然后再作修复体修复。植骨的位置、形成、宽度和厚度与义齿功能恢复的好坏密切相关。因骨完全愈合约需半年时间，故植骨后一般半年后才能作永久性修复，特殊情况可提前到 3 个月。在条件允许的情况下也可选择种植修复。

第六章　口腔正畸

第一节　牙列拥挤

牙列拥挤是最为常见的错𬌗畸形,60%～70%的错𬌗畸形患者中可见拥挤的存在。

一、病因

造成牙列拥挤的直接原因为牙量骨量不调,牙量(牙冠宽度总和)相对大于骨量(牙槽弓总长度),牙弓的长度不足以容纳牙弓上的全数牙齿。造成牙量骨量不调受多因素的影响,主要有以下原因:

（一）进化因素

人类演化过程中因环境与食物结构的变化,咀嚼器官表现出逐步退化减弱的趋势,以肌肉最快,骨骼次之,牙齿最慢,这种不平衡的退化构成了人类牙齿拥挤的种族演化背景。

（二）遗传因素

牙齿的大小、数目、形态及颌骨的大小、位置、形态均在一定程度上受遗传的影响。

（三）环境因素

乳恒牙的替换障碍如乳牙早失、乳牙滞留等均可引起牙列拥挤的发生。一些口腔不良习惯也可以造成牙列拥挤,如长期咬下唇可造成下前牙舌倾,合并拥挤。另外,长期食用精细柔软的食物使咀嚼功能退化,也可导致牙槽、颌骨发育不足,造成牙量骨量不调。

二、临床表现

牙列拥挤多发生在前牙部位,也可见于后牙部位。单纯拥挤表现为牙齿因牙弓内间隙不足而排列错乱,单纯拥挤可视为牙性错𬌗,一般不伴颌骨及牙弓间关系不调,磨牙关系中性,面型基本正常,很少有口颌系统功能异常。复杂拥挤除牙量骨量不调造成的拥挤之外,还存在颌骨、牙弓间关系不调,并影响到患者的面型,有时还伴有口颌系统功能异常。

三、诊断与矫治

(一)牙列拥挤度的确定和矫治原则

牙列拥挤程度的确定依赖模型测量。替牙列使用 Moyers 预测法;恒牙列直接由牙弓应有长度与牙弓现有长度之差得出,常用方法有铜丝法和分规分段测量法。

牙列拥挤总的矫治原则是应用正畸手段减少牙量或(及)增加骨量,使牙量与骨量趋于协调,同时兼顾牙、颌、面三者之间的协调性、稳定性及颜面美观。下面将详述减少牙量和增加骨量的具体方法。

(二)减少牙量

1.拔牙矫治

通过减少牙数达到牙量与骨量相协调的目的。

(1)解除 1mm 的拥挤需要 1mm 的牙弓间隙,拥挤度越大,拔牙的可能性越大。然而决定正畸拔牙的因素除了牙弓拥挤度,还应考虑以下 7 个因素:

1)牙弓突度:内收唇倾的切牙需要额外的牙弓间隙。切牙切缘每向舌侧移动 1mm,需要有 2mm 的牙弓间隙。切牙越唇倾,内收时需要的牙弓间隙越多,拔牙的可能性越大。

2)Spee 曲线高度:测量下颌模型第二前磨牙颊尖至前牙切缘与最后一颗磨牙牙尖形成的平面之间的距离,为 Spee 曲线高度。每整平

1mm Spee 曲线,需要 1mm 的牙弓间隙。Spee 曲线的曲度越大,拔牙的必要性越大。

3)支抗磨牙的前移:关闭拔牙间隙时支抗磨牙的前移是不可避免的。采用强支抗时,磨牙前移占用的间隙不超过拔牙间隙的 1/4;采用中度支抗时磨牙前移不超过拔牙间隙的 1/2;而弱支抗时磨牙前移至少为拔牙间隙的 1/2。

4)垂直骨面型:面部垂直方向发育通常以下颌平面的陡度来区分(图 6-1):

①正常垂直骨面型:FH-MP 角平均 27.2°($\pm4.7°$)。

②高角病例:当 FH-MP 角大于 32°时,为垂直发育过度。

③低角病例:当 FH-MP 角小于 22°时,反映垂直发育不足。

在正畸拔牙问题上,高角病例和低角病例有不同的考虑:高角病例拔牙标准可以适当放宽,低角病例拔牙要从严掌握。在决定拔牙的牙位时高角与低角病例也有差别:高角病例若拔除靠后的牙齿有利于前牙开𬌗的控制;低角病例若需要拔牙,宜拔除靠牙弓前部的牙齿,这样不仅易于关闭拔牙隙,且有利于咬合打开。

5)矢状骨面型(图 6-2)

①Ⅰ型骨面型,如需要拔牙,通常是上下牙弓同时对称性拔牙。

②Ⅱ型骨面型,上颌牙弓相对靠前,下颌牙弓相对靠后。为代偿骨骼不调,下切牙可适当唇倾,下颌拔牙应慎重或靠后拔牙。

③Ⅲ型骨面型,上颌牙弓相对靠后,下颌牙弓相对靠前。为代偿骨骼不调,上切牙可适当唇倾,上颌拔牙应慎重或靠后拔牙。

6)面部软组织侧貌:在确定是否拔牙矫治时,不能忽视对软组织侧貌,特别是鼻-唇-颏关系的分析与评价。

7)生长发育:牙列拥挤,特别是复杂拥挤,在确定拔牙与否时必须考虑后续的生长发育因素。

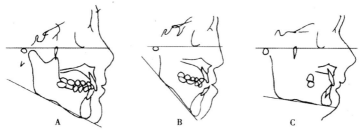

图 6-1 错𬌗畸形的骨面型分类（垂直向）

A.正常型 B.高角型 C.低角型

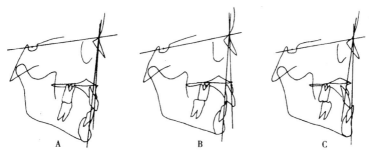

图 6-2 错𬌗畸形的骨面型分类（矢状向）

A.Ⅰ型 B.Ⅱ型 C.Ⅲ型

（2）拔牙矫治的原则

1）拔牙保守原则：对正畸拔牙应采取慎重态度，决定是否拔牙要经过细致的模型和 X 线头影测量分析，并注意尊重家长及患者意见。可拔可不拔时尽量不拔，也可经诊断性治疗 3～6 个月后再决定。

2）患牙优先原则：拔牙前应进行常规的口腔检查，并在全口曲面体层片上对牙体、牙周膜和牙槽骨进行全面评估，确定是否存在严重龋坏牙、埋伏牙、额外牙、先天缺失牙、短根及弯根牙等，尽可能拔除以上病患牙。

3）左右对称原则：单侧拔牙往往使中线偏向一侧，对面部美观、对称性有较明显的影响，因此单侧拔牙应格外慎重，除非原牙弓已出现明显不对称，一般主张对称拔牙。临床有时为了上下牙弓协调、稳定或简化治疗等原因,采取单侧拔除下颌切牙。

4)上下协调原则:即补偿性拔牙的问题,多数情况下,上或下牙弓拔牙后,对颌牙弓也需拔牙,使上下牙弓牙量保持一致,得到良好的咬合关系。当 Bolton 指数存在严重不调时,经仔细测量分析或排牙实验后,也可考虑单颌拔牙。

(3)常见拔牙模式

1)拔除 14,24,34,44:临床最常见的拔牙模式。可为前牙拥挤、前突提供最大限度的可利用间隙。适用于安氏Ⅰ类拥挤或双颌前突病例,也可以在伴下前牙拥挤或前突的安氏Ⅱ类1分类、伴上前牙拥挤的安氏Ⅲ类错𬌗患者采用。

2)拔除 15,25,35,45:牙列拥挤或牙弓前突较轻的安氏Ⅰ类边缘病例,特别是下颌平面角较大、前牙开𬌗或开𬌗倾向时;第二前磨牙因牙齿发育异常如畸形中央尖,或者完全舌向或颊向错位为简化治疗时。

3)拔除 14,24:适用于安氏Ⅱ类1分类患者,下前牙排列位置基本正常,下颌平面角较大、年龄较大、下颌生长潜力较小。

4)拔除 15,25 和 34,44:适用于上前牙拥挤不甚严重,下颌平面角较大的安氏Ⅲ类错𬌗患者。

5)拔除 14,24 和 35,45:适用于上颌前牙拥挤前突明显,下前牙轻度拥挤的安氏Ⅱ类1分类患者。

6)拔除下切牙:适用于单纯下前牙拥挤,拔除一颗在牙列之外的下切牙可得到快速稳定的结果;也用于上下前牙 Boltor. 指数不协调,如上颌侧切牙过小时;此外,安氏Ⅲ类错𬌗有时拔除一颗下切牙,以建立正常覆盖关系并保持稳定。

2.邻面去釉

一般是针对第一恒磨牙之前的所有牙齿,邻面去除釉质的厚度一般为 0.25mm,牙齿邻面釉质的厚度为 0.75～1.25mm,是邻面去釉方法的解剖生理基础。在两个第一恒磨牙之间邻面去釉共可得到 5～6mm的牙弓间隙。在下牙弓由于切牙近远中径小,邻面去釉的程度较小,所能获得的牙弓间隙亦较小。

（1）适应证

1）轻度或部分中度拥挤，特别是低角病例。

2）牙齿较大或上下牙弓牙齿大小比例失调。

3）口腔健康，牙少有龋坏。

4）成年患者。

（2）禁忌证

1）牙有明显患龋倾向者。

2）釉质发育不良者。

（3）治疗程序：邻面去釉（图 6-3）需遵循正确的程序并规范临床操作。

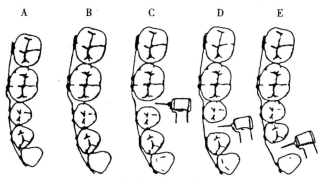

图 6-3 邻面去釉

1）固定矫治器排齐牙齿，使牙齿之间接触点关系正确。

2）根据拥挤（或前突）的程度确定去釉的牙数，去釉的顺序从后向前。

3）使用分牙圈或开大型螺旋弹簧，使牙齿的接触点分开，便于去釉操作。最先分开的牙齿多为第一恒磨牙和第二前磨牙。

4）使用弯机头和细钻去除相邻两颗牙的邻面 0.2～0.3mm 釉质，再做外形修整，去釉面涂氟。操作时注意保护牙龈和颊、舌组织。

5)在弓丝上移动螺旋弹簧,使近中牙齿向远中已经去釉获得的间隙移动。复诊时向远中移动的牙齿的近中接触点被分开,重复去釉操作以获得足够的间隙。

(三)增加骨量

扩大牙弓:扩展牙弓是增加骨量的主要措施,包括牙弓长度扩展与宽度扩展。

1.扩展牙弓长度

(1)推磨牙向远中:向远中移动上颌第一恒磨牙,每侧可得到2～4mm的间隙;使下磨牙直立,每侧可得1mm的间隙。临床通常的情况是推上颌磨牙向远中。

1)适应证:第一恒磨牙前移造成的轻度牙列拥挤;磨牙远中关系;第二恒磨牙未萌或初萌尚未建𬌗;最好无第三磨牙。

2)矫治器

口外弓:内弓的前部应离开切牙2～3mm(图6-4),使用口外弓推上颌磨牙向远中时,使用的牵引力每侧为300～500g,每天戴用12～14小时,并且应根据患者的面部垂直发育调整牵引力的方向,下颌平面角适中的病例使用水平牵引,高角病例使用高位牵引,低角病例使用颈牵引。

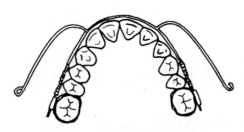

图6-4　口外弓推上颌磨牙向远中

口内矫治器:有活动式和固定式。活动矫治器中比较有代表性的是树脂颈枕矫治器(ACCO)(图6-5)。ACCO推磨牙向远中的支抗来自于腭基托和前牙,为了增强支抗、防止前牙唇倾,该处的唇弓做成树脂式并与前牙紧密贴合,起到类似唇挡的作用;推上磨牙向远中的口内固定式矫治器中,最常用为摆式矫治器,其后移磨牙的弹簧曲由钛钼丝(TMA)制成,并用改良 Nance 弓增加支抗,不需要使用口外弓。远中直立下磨牙有多种方法,例如固定矫治器的磨牙后倾曲、螺旋弹簧、滑动引导架、下颌唇挡等。这些方法常需配合使用Ⅲ类颌间牵引,用以防止可能出现的下切牙唇倾。

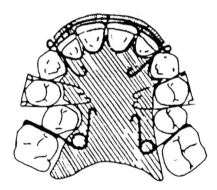

图 6-5 树脂颈枕矫治器(ACCO)

(2)唇向移动切牙:切牙切端唇向移动 1mm 可以得到 2mm 间隙。然而唇向移动切牙将使切牙前倾,牙弓突度增加,同时覆𬌗变浅,仅仅适用于切牙较为舌倾,覆𬌗较深的病例。唇向移动切牙多使用固定矫治器。

2.扩展牙弓宽度

牙列拥挤患者的牙弓宽度常比无拥挤者窄,使用扩大基骨和牙弓宽度的方法能获得排齐牙齿的间隙,并且可以保持稳定的效果。宽度开展有三种类型:矫形扩展、正畸扩展和功能性扩展。

(1)矫形扩展:即上颌腭中缝扩展,分为快速及慢速扩展。

1)适应证:主要用于严重拥挤或者严重宽度不调、后牙反𬌗病例;上颌发育不足进行前方牵引的安氏Ⅲ类错𬌗可以合并使用腭中缝扩展;此外,还可以用于鼻道阻塞的患者。8~14 岁的替牙晚期和恒牙早期患者都有效果,但年龄越小,骨缝扩展的作用越明显,牙周并发症的可能性越小,并能使颅面生长发育趋于正常化;少数患者直到 18 岁仍有较好的腭中缝扩展效果。

2)扩展速度:有快速、慢速之分。快速腭中缝扩展(图 6-6),每日将螺旋开大 0.5~1.0mm(每日旋转 2~4 次,每次 1/4 圈),连续 2~3 周。力的积累最大可达 2000~3000g,使腭中缝迅速打开,随着腭中缝扩大,上中切牙间出现间隙,当上颌磨牙舌尖与下颌磨牙颊尖斜面咬合时停止扩展,然后将原螺旋开大器结扎固定保持 3~4 个月,使新骨在扩开的腭中缝处沉积。慢速腭中缝扩展每周将螺旋打开 1mm(每周 4 次,每次旋转 1/4 圈),螺旋产生 1000~2000g 力,在 10~12 周内逐渐使腭中缝扩开,然后将螺旋开大器结扎固定约 3~4 个月或去除扩大器用活动矫治器保持 1 年以上维持扩展效果。快速和慢速扩展都可获得相同的作用效果,但慢速扩展更符合骨的生理反应。

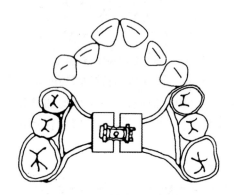

图 6-6　快速腭中缝扩展矫治器

3)效果:腭中缝扩展可使磨牙区增大 10mm。对于年龄较小者,宽度扩展 50% 为骨缝效应,50% 为牙齿效应。年龄较大者骨缝效应减小,牙齿效应增大,因而易出现上磨牙颊倾、舌尖下垂、下颌平面开大的不利倾向。上颌宽度的增大使上牙弓周长增加 4mm 以上,远期效果稳定。

(2)正畸扩展:通过后牙向颊侧倾斜移动使牙弓宽度扩大,每侧可得 1~2mm 间隙。上颌常用分裂基托矫治器(图 6-7),下颌多用金属支架活动矫治器。

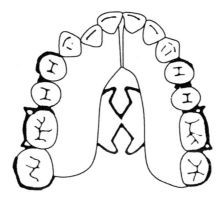

图 6-7　**分裂基托矫治器**

(3)功能性扩展:功能调节器(FR)(图 6-8)由于颊屏去除了颊肌对牙弓的压力,在舌体的作用下牙弓的宽度得以扩展,牙弓宽度增加可达4mm。然而此种治疗往往需要从替牙早期开始并持续到青春快速期。

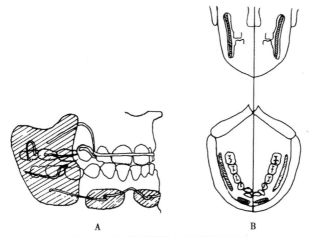

图 6-8　**功能调节器去除唇颊肌压力**

A.功能调节器侧面观　B.功能调节器颊屏正面观和𬌗面观

第二节　前牙深覆盖

前牙深覆盖指上前牙切端至下前牙唇面的最大水平距离超过3mm者。前牙深覆盖时磨牙关系多为远中,并常伴有前牙深覆𬌗,是典型的安氏Ⅱ类1分类错𬌗;前牙深覆盖、磨牙关系中性的情况在临床上较为少见,且往往是局部原因造成。

一、病因

造成前牙深覆盖的原因是上下牙弓矢状关系不调,上颌牙弓过大或位置靠前、下颌牙弓过小或位置靠后;或者是上下颌骨的位置关系异常。上下颌骨或上下牙弓关系不调受遗传与环境两方面的影响。

(一)遗传因素

研究表明,Ⅱ类错𬌗上颌牙相对于下颌牙不成比例的偏大。另外,上前牙区额外牙、下切牙先天缺失等均可致前牙深覆盖。这些因牙齿大小、数目异常所造成的错𬌗受遗传较强的控制。严重的骨骼畸形,如下颌发育过小、上颌发育过大也受遗传因素明显的影响。

(二)环境因素

1.局部因素

包括口腔不良习惯和替牙障碍。一些口腔不良习惯如口呼吸习惯、长期吮拇指、咬下唇等可造成上前牙唇倾、拥挤,前牙深覆盖。

2.全身因素

全身疾病如钙磷代谢障碍、佝偻病等,均可引起上牙弓狭窄,上前牙前突和远中关系。

二、类型

按病因机制,前牙深覆盖分为以下3型:

1.牙性

常因上下前牙位置或数目异常造成,颌骨、颅面关系基本协调,磨牙关系可为中性。如上前牙唇向、下前牙舌向错位;或者上颌前部额外牙或下切牙先天缺失等。

2.功能性

异常神经肌肉反射引起的下颌功能性后缩。异常神经肌肉反射可因口腔不良习惯引起,也可由𬌗因素导致。功能性下颌后缩,上颌一般正常,当下颌前伸至中性磨牙关系时,上下牙弓矢状关系基本协调,面型明显改善。此型错𬌗多数预后良好。

3.骨性

由于颌骨发育异常导致上下颌处于远中错𬌗。功能性和骨性前牙深覆盖远比单纯牙性者多见。

研究表明,形成安氏Ⅱ类1分类错𬌗的骨骼因素中,下颌后缩是主要因素。这提示早期进行生长控制时使用功能矫治器促进下颌发育,比使用口外弓抑制上颌发育更具有普遍性。

三、矫治

(一)早期矫治

1.尽早去除病因,例如破除各种口腔不良习惯,治疗鼻咽部疾患,拔除上颌额外牙及扩展宽度不足的上牙弓等。

2.对于存在上下颌骨关系不调的安氏Ⅱ类1分类错𬌗患者,进行矫形治疗以免影响颌骨的生长。

(1)促进下颌向前生长:Ⅱ类错𬌗的主要因素是下颌后缩,因此,对大多数Ⅱ类错𬌗病例,近中移动下颌是矫正前牙深覆盖、远中磨牙关系和增进面部和谐与平衡的有效方法。从替牙期到恒牙早期,下颌经历了生长快速期,在此阶段宜采用功能矫治器如肌激动器、Twinblock矫治器、Herbst矫治器刺激、促进下颌的向前生长,对许多Ⅱ类错𬌗前牙深覆盖和远中磨牙关系的矫正起到很好的作用。

（2）远中移动上颌与抑制上颌向前生长：远中移动上颌的难度很大，真正的骨骼畸形需要采用外科手术。但是，抑制上颌向前的发育却是可以做到的。在生长发育早期使用口外弓，限制上颌向前生长，与此同时，下颌能自由地向前发育，最终建立正常的上下颌矢状关系。

（3）后部牙槽嵴高度的控制：除颌骨矢状关系不调外，Ⅱ类错𬌗常伴有颌骨垂直关系不调。根据几何学原理，后部牙槽嵴高度减小，下颌将向前向上旋转，下颌平面角减小，颏点位置前移，这对高角病例的治疗有利；相反，后部牙槽嵴高度增加，下颌将向后向下旋转、下颌平面角增大，颏点位置将后移，这对低角病例的治疗有利而不利于高角病例侧貌的改善。

口外弓通过改变牵引力的方向对后部牙槽嵴高度的控制能起到较好的作用。高角病例使用高位牵引，低角病例使用颈牵引，面高协调者使用水平牵引。功能性矫治器，例如肌激动器则不然，治疗中后部牙槽嵴高度增加、下颌平面角增大的情况常常发生。因此，对以下颌后缩为主、下颌平面角较大的Ⅱ类高角病例，临床上常将高位牵引口外弓与肌激动器联合使用。

改变颌骨的生长的最佳治疗时间在青春生长迸发期前1～2年。由于改变生长型是有限度的，大多数有颌间关系不调的安氏Ⅱ类1分类错𬌗病例需要在恒牙早期进行二期综合性矫治。

（二）综合性矫治

1.矫治原则

恒牙早期前牙深覆盖病例大多数为安氏Ⅱ类1分类错𬌗，伴有不同程度的颌骨及颅面关系不调。轻度或中度骨骼关系不调时，正畸治疗常常需要减数拔牙，在间隙关闭过程中，通过牙齿上下、前后的不同移动，代偿或掩饰颌骨的发育异常。对于尚处于青春生长迸发期前或刚刚开始的部分患者，可以抓紧时机，进行矫形生长控制。严重的骨骼异常需要在成年之后进行外科正畸。

2.恒牙期安氏Ⅱ类1分类错𬌗的治疗目标

①通过拔牙解除牙列拥挤,排齐牙列;②减小前牙的深覆𬌗;③减小前牙的深覆盖;④矫正磨牙关系。

为达到这一矫治目标,需要拔牙提供间隙。常用的拔牙模式是拔除 14、24、34、44,有的患者也可拔除 14、24、35、45。上牙弓拔牙间隙主要用于前牙后移、减小覆盖;下牙弓拔牙间隙主要用于后牙前移、矫正磨牙关系。

3.正畸治疗方法

恒牙期拔除 4 颗前磨牙的安氏Ⅱ类1分类错𬌗患者的矫治多采用固定矫治器。以方丝弓矫治器为例,矫治过程如下:

(1)排齐和整平牙弓:应用弓丝以由细到粗、由软到硬、由圆到方为原则。整平牙弓时常可戴用平面导板打开咬合。如需增强磨牙支抗,可配合使用腭杆、口外弓等辅助装置。

(2)颌内牵引:远中移动上尖牙,使尖牙与第二前磨牙靠拢,下颌尖牙一般不需要单独向远中移动。

(3)内收切牙、减小覆盖:内收上前牙是矫正前牙深覆盖的主要方法。如上前牙需要较多的后移,应当使用方丝,对上切牙进行内收的同时行根舌向(冠唇向)的转矩控制。上前牙内收时,由于"钟摆效应",前牙的覆𬌗将会加深,使原本在第一阶段得以控制或矫正的深覆𬌗重新出现。为此,在弓丝的关闭曲前后弯人字形曲,在内收的同时,继续压低上切牙。

(4)磨牙关系矫正:由于上颌的 6 颗前牙分两阶段向远中移动,下颌 6 颗前牙同时向远中移动,下颌磨牙的前移将比上颌磨牙多;另外,在内收切牙时常配合使用Ⅱ类颌间牵引,起到保护上磨牙支抗,消耗下磨牙支抗的作用,这进一步改变了上、下磨牙前移的比例;治疗中若使用口外弓,上磨牙的前移会得到更有效地控制。通过这些共同作用,使前后牙段发生不同比例的近远中移动,最终前牙达到正常的覆盖关系,磨牙建立中性。

(5)精细调整:可利用各种牵引如三角形、矩形牵引等达到理想的尖窝关系。矫治设计:拔除 14、24、35、44,直丝弓矫治技术,上颌横腭杆＋Nance 弓。治疗时间:23 个月。

第三节　深覆𬌗

深覆𬌗是上下牙弓及颌骨垂直向发育异常所致的错𬌗畸形,主要表现为上前牙切缘覆盖下前牙牙冠唇面长度 1/3 以上或下前牙切缘咬合与上前牙舌面切 1/3 以上。

一、病因

1.遗传因素

上下颌骨间大小、形态发育不调可导致深覆𬌗。上颌发育过大,下颌形态异常,位置靠后。下颌呈逆时针生长型。

2.全身因素

儿童时期全身慢性疾病致颌骨发育不良,后牙萌出不足,后牙槽嵴高度发育不足,前牙槽嵴高度发育过度。

3.咬合因素

咬肌、翼内肌张力过大,有紧咬牙习惯,抑制了后牙牙槽嵴的生长。

4.局部因素

多数乳磨牙或第一恒磨牙早失,颌间距离降低;先天缺失下切牙或乳尖牙早脱,下牙弓前段缩短,下切牙与上切牙无正常接触,导致下切牙伸长。

5.双侧多数磨牙颊、舌向错位严重,后牙过度磨耗。

二、临床表现

以安氏Ⅱ类 2 分类为例简述其临床表现:

1.面型

一般呈短方面型,面下 1/3 较短,下颌平面角小,咬肌发育好,下颌角区丰满,颏唇沟深。

2.牙

上切牙垂直或内倾,上尖牙唇向,上牙列拥挤,下切牙内倾拥挤。

3.牙弓

上下牙弓呈方形,切牙内倾致牙弓长度变短,下牙弓矢状曲线曲度过大;上牙弓因切牙内倾,矢状曲线常呈反向曲线。

4.咬合

前牙呈深覆𬌗,覆盖常小于 3mm,前牙呈严重的闭锁𬌗。

5.磨牙关系

由于下颌被迫处于远中位,常呈远中关系;如仅为牙弓前段不调,磨牙可能呈中性关系。

6.口腔内软组织

由于上下切牙呈严重闭锁𬌗,深覆𬌗可能引起创伤性牙龈炎、急性或慢性牙周炎。

7.颞下颌关节

下颌运动长期受限者,可出现咬肌、颞肌、翼内肌压痛,张口受限等颞下颌关节紊乱疾病。

三、诊断

为了更好地分析、治疗,将深覆𬌗分为牙性和骨性两类。

1.牙性

上下颌前牙及牙槽嵴过长,后牙及牙槽嵴高度发育不足;上前牙牙轴垂直或内倾,下前牙有先天缺牙或下牙弓前段牙列拥挤致下牙弓前段缩短;磨牙关系可能为中性、轻度远中或远中;面部畸形不明显。

2.骨性

除牙型表现外,同时伴颌骨与面部的畸形,面下 1/3 畸形明显。

四、矫治

(一)替牙期及恒牙初期

1.牙性深覆𬌗

由牙或牙槽在垂直向发育异常引起。

(1)治疗原则:改正切牙长轴,抑制上下切牙的生长,促进后牙及牙槽嵴的生长。

(2)治疗方法:常用上颌活动矫治器,平面导板上附双曲舌簧,平面导板高度以打开后牙咬合 3mm 左右为宜。矫正上切牙内倾的同时矫正深覆𬌗,让下颌及下切牙自行调整,待上切牙牙轴改正,深覆𬌗改善后,视下颌情况作活动或固定矫治器排齐下前牙,改正下切牙内倾和曲度过大的矢状曲线。

2.骨性深覆𬌗

除牙或牙槽在垂直向发育异常外,同时伴有上下颌骨间位置的失调。

(1)治疗原则:首先矫正内倾的上前牙,解除妨碍下颌骨发育的障碍,引导颌面部正常生长,刺激后牙及牙槽嵴的生长,抑制前牙及牙槽嵴的生长。

(2)治疗方法:可使用上颌活动矫治器或固定矫治器,先粘上颌托槽以矫正上切牙长轴,解除闭锁;如覆𬌗深,可同时在上牙弓舌侧作平面导板,打开后牙咬合以利后牙生长,并使下颌自行向前调整,待上切牙长轴矫正,深覆𬌗改善后,作下颌固定矫治器排齐下牙列并矫正矢状曲线;如仍为远中关系,可进行Ⅱ类牵引,如后牙长度仍不足时,可在双侧后牙作垂直向牵引以刺激牙及牙槽嵴的生长。

(二)恒牙后期及成年人

因为生长发育已基本结束,治疗重点应是矫正牙及牙槽嵴的异常。但使用的矫治力应更轻、更柔和,以利于牙周组织改建。

1.牙性深覆殆

可用固定矫治器,先矫正内倾的上颌切牙以解除对下颌的锁结,上牙弓舌侧可附平面导板打开后牙咬合以矫正深覆殆。咬合打开后再粘下颌托槽排齐下牙列,改正殆曲线使上下前牙建立正常的覆殆、覆盖关系。

2.骨性深覆殆

成人骨性深覆殆,特别是前、后面高比例过大,下颌平面角小的患者,治疗十分困难。严重的骨性深覆殆患者打开咬合、改正深覆殆难度很大,必要时可以采用外科-正畸治疗。

第七章　口腔种植

　　种植义齿是在牙种植体支持、固位基础上完成的一类牙修复体。牙种植体在 1984 年国际标准化组织牙科材料委员会定义为用人工材料制成植入颌骨内或表面，并以此为基础完成义齿修复的装置。通过上述定义可以看出种植义齿实际上由两部分组成：即植入颌骨内的种植体和暴露在口腔内的义齿。种植义齿可以是单冠，也可以是固定桥，还可以是活动义齿。种植义齿修复的临床过程分为两部分：首先是利用外科手术将种植体植入牙槽骨，待种植体形成骨结合后进行第二步即制作义齿。以下分步介绍。

第一节　种植病人手术前评估

　　目前对于种植义齿成功的评价主要有两方面：一是植入的种植体能够形成骨结合；二是种植义齿功能良好并符合美学要求。当然，种植义齿的功能与美观要求的评价一般说需经历 5 年以上。影响种植体形成骨结合的因素是多方面的，既有病人方面的，包括全身因素和口腔局部因素，也有医生方面的。对于病人方面的因素手术前应当全面检查，充分评估。

一、手术前检查和评估因素

1.口腔种植手术的术前检查

　　口腔种植手术的术前检查包括全身检查和口腔颌面部检查。全身检查包括心脏功能、血压、肝功能以及出凝血情况，病人的烟酒嗜好，以便了解病人全身情况对于种植的影响以及种植手术对于全身的影响。口腔检查主要包括缺牙的数目、部位；缺隙的大小及其邻牙的健康情况；咬合关系、缺牙部位牙槽骨的质量及数量；同时还应检查剩余牙齿牙周的情况：包括牙石的情况、牙龈是否有炎症以及口腔的卫生状况。如果缺隙位于美学区，还应检查牙龈的生物学类性，即属于薄龈生物型还是厚龈生物型。另外还应检查颌面部的情况，包括上下唇的形态以及位置关系，笑线的高低。

2.评估因素

(1)唇线：唇线的位置对于美学区缺失牙种植义齿修复的美学效果影响很大，因此手术前一定充分评估。关于美学区的位置目前尚无确切的定义，一般说是指前牙区，也有人认为是指两侧第二前磨牙之间的区域。这里所说的唇线一般是指上唇线，而下唇线对于美学影响较小。唇线的位置包括休息位唇线和高唇线。高唇线是指患者自然大笑时唇线的位置。如果高唇线位置较高，对于红色美学影响较大。

(2)上下牙弓的位置关系：上下牙弓的位置包括垂直向和水平向。如果上下牙弓位置关系不好会影响修复效果。

(3)咬合关系：如果咬合关系不正常会影响种植效果，特别是多个牙缺失的病例，种植前一定纠正不良的咬合关系。如果双侧多个后牙缺失，应注意病人的颌间垂直距离，必要时进行咬合重建。对于咬合关系不正常而需要正畸的病人一定先正畸再种植修复，否则因种植体植入后不能移动而影响牙齿正畸。

(4)口腔内剩余牙齿及现有修复体的状况：种植手术前应治疗现存的牙体及牙周疾病，更换不良修复体。

(5)缺隙邻牙与对颌牙的情况：如果邻牙移位、对颌牙过长或下垂，需要通过正畸方法治疗的应先正畸，然后进行种植手术。如果需要调磨邻牙或(和)对颌牙的，术前应向患者说明，待种植体形成骨结合后再进行调磨。

(6)颞下颌关节：对于双侧多个后牙缺失或牙列缺失的病人，种植前应检查颞下颌关节，必要时先治疗相关疾病。

二、手术适应证和禁忌证

【适应证】

原则上说对于牙齿缺失而无禁忌证的病人,只要病人希望种植修复都可以进行,过去认为只有缺牙部位牙槽骨的质量与数量都能满足种植要求才能种植,现在随着骨增量技术的发展骨量已不是限制种植的因素了。但是总体上说对于下列情况种植义齿更有优势。

1.因牙槽嵴严重吸收,常规总义齿无法达到固位稳定者。

2.软组织耐受力差,无法使用常规基托制作活动义齿或总义齿的。

3.上前牙缺失伴随牙槽骨缺损而因职业需要要求美学效果者。

4.因各种原因行颌骨部分切除术后,剩余牙齿不足以支持赝复体或无剩余牙而无法支持赝复体的。

5.希望接受固定修复而剩余牙不符合基牙条件的。

6.牙齿缺失要求固定修复而不愿接受大量牙体预备作为固定桥基牙者。

7.牙列缺失希望固定修复的。

【全身禁忌证】

1.高龄患者,年龄超过 80 岁的一般不考虑种植修复。

2.糖尿病患者如果血糖过高难以控制或患者依从性差而控制不理想的;骨质疏松症患者。

3.冠心病患者半年内有过心绞痛或心肌梗死发作史的。

4.结缔组织病患者(如病理性免疫功能缺陷及结缔组织的炎性变、硬皮病、Sjogren 综合征、类风湿关节炎等)。

5.因脏器移植长期使用免疫抑制剂的。

6.有急性炎症的。

7.妇女妊娠期及服用某些药物期间(如抗凝血制剂等)。

8.心理状态不稳定的。

9.过度嗜烟、酒者及吸毒者。

【局部禁忌证】

1.植入区牙槽骨内有病变的。

2.颌骨经放疗后 5 年内的。

3.口干综合征患者,不利于种植义齿的自洁,易导致种植体周围炎。

4.咬合畸形的。

5.缺隙空间不足难以容纳种植义齿的。

6.急性牙周炎的。

7.口腔内有牙体疾病未治疗的。

第二节 种植手术

一、术前准备

术前准备包括以下各方面。

1.经过临床检查和 X 线检查确定缺牙区牙槽骨量,从而决定手术方式,即单纯种植还是需要骨增量手术。如果需要骨增量是种植体植入与骨增量手术同期进行还是分期进行。

2.种植体数量和植入部位的确定:对于多个牙缺失或牙列缺失的患者除临床和 X 线检查外还应制作模型选择种植体的数量和植入部位。一般说连续缺失牙不超多 3 个时,种植体数应与缺失牙数相同。超过 3 个牙时可以酌情减少种植体数量。上前牙区考虑到美学效果,一般说 4 个切牙缺失时只在中切牙处植入两个种植体,下前牙区缺 4 个切牙时,在双侧侧切牙区植入两个种植体。

牙列缺失的患者如果使用固定桥修复,一般情况是上颌需 8 个种植体,下颌需 6 个种植体;覆盖义齿至少需 2~4 个种植体。另外,实际设计时还应考虑种植体间距,骨内种植体之间至少保持 3mm 的距离。

3.外科模板的制作:一般说对于连续缺失 3 个牙以上(含 3 个)的患者进行种植体植入时,根据需要可以制作外科模板,以便准确地确定种植体的位置和方向。外科模板可以利用石膏模型制作,也可以使用CAD/CAM技术制作。前者是先按照制作一般义齿的方法取印模,制作石膏模型。然后在模型上排牙,最后用压模机压透明热塑片而成模板。在模板上打孔确定种植体位置,也可以使用病人原有的活动义齿打孔而形成外科模板。CAD/CAM技术是指利用CT数据通过快速成形制作导板,这种导板精度高,但是费用也高。

二、手术方式

1.延期种植

即拔牙窝完全愈合后植入种植体,目前属于常规种植。

2.即刻种植

指拔牙的同时将种植体植入经过修整的拔牙窝。其优点是缩短了治疗周期,缺点是种植体缺乏初期稳定性,如果分离牙龈关闭伤口的话,可能引起牙槽骨吸收。

即刻种植的适应证是植入区无炎症、种植体能够获得良好的初期稳定性,拔牙后的拔牙窝至少有两个骨壁。

三、手术的技术要点

目前国内使用的种植体种类繁多,从手术技术上说可以分为埋入式种植法和非埋入式种植法。埋入式种植法是指种植体植入牙槽骨后牙龈黏膜严密缝合,种植体在封闭的环境下形成骨结合。然后再次切开牙龈黏膜,显露种植体并安装基台完成修复。非埋入式种植法是将种植体植入牙槽骨以后,由于种植体结构的不同其颈部与牙龈软组织接触而上面暴露于口腔中。以下介绍种植手术的技术要点。

1.麻醉

种植手术一般使用局部麻醉,其中最常见的是浸润麻醉。

2.切开、翻瓣

首先在牙槽嵴顶或偏腭侧横行切开牙龈及骨膜,从骨膜下翻瓣显露牙槽骨。如果骨量充足就不必附加切口。在牙槽骨宽度足够、骨密度正常的情况下,如果是非埋入种植法可以采用牙槽嵴顶环形切口。切开后从骨膜下分离,去掉已剥离的软组织显露牙槽骨。

3.种植体窝制备

首先用定位钻按照设计好的位置钻透骨皮质,然后用最细的先锋钻钻孔至设计深度。使用测量杆测量深度和方向后用扩孔钻扩孔至设计的直径。在此过程中应逐级扩孔,充分冷却。钻针的转速不能超过1200转/分钟。

4.攻丝与种植体植入

窝洞形成后,根据种植体系统种类的不同,需要攻丝的应先攻丝,必要时进行窝洞颈成形,最后植入种植体。如果是穿龈愈合的话,植入扭矩应大于15N·cm。

5.缝合牙龈

一般情况下单纯间断缝合即可。

6.二期手术

埋入式种植体骨结合形成后需再次手术。根据病人情况可以环形切开牙龈,也可横行切开。在环形切开时一定注意准确定位。显露种植体,安装愈合基台。

7.手术后处理

术后口服抗生素3天。注意口腔卫生。如果缝合伤口的话,术后7~10天拆线。

第三节 骨增量技术

一、骨增量技术分类

对于缺牙区牙槽骨量不足的患者,应该在种植体植入前或植入时进行骨增量。常用的骨增量技术包括引导骨再生技术(GBR)、外置式植骨以及上颌窦底提升术。

二、不同骨增量的适应证和技术要点

1.引导骨再生技术(GBR)

引导骨再生就是在骨缺损处利用生物屏障膜维持空间,并阻止增殖较快的上皮细胞和成纤维细胞长入,以保证成骨细胞和血管的生长。手术中屏障膜与植骨材料合用。适应证主要是牙槽骨缺损量不是很大的病例。

技术要点:牙龈切开翻瓣后显露的牙槽骨应大于计划植骨区,如果使用人造骨粉,则用血充分调匀。如果使用自体骨,植入的体积应大于所需的体积,因为自体骨可能吸收。如果需要恢复牙槽嵴边缘的形态,屏障膜应使用有钛网加强的不可吸收的膜。牙龈缝合时应充分减张,否则可能因张力过大引起屏障膜和(或)骨粉移位而影响效果。如果GBR与种植体植入同期进行,应适当延长种植体愈合期;如果是分期进行,一般在 GBR 手术半年后在进行种植体植入。

2.上颌窦底提升术

当上颌窦底因不同原因过低,而导致上颌后牙牙槽嵴顶距上颌窦底较近导致骨量不足影响种植体植入时,可以通过上颌窦底提升术来增加牙槽骨的高度,为种植体植入创造条件。上颌窦底提升术的基本原理是通过开窗将上颌窦壁打开,完整分离上颌窦黏膜以创造出一定的空间。然后使用人造骨和(或)自体骨填充此空间而增加牙槽骨的高度。因开窗位置的不同,上颌窦底提升术分为上颌窦侧壁开窗法(外提升)和经牙槽嵴顶上颌窦底提升术(内提升)两种。

上颌窦底提升术的适应证:当上颌窦区牙槽突的高度不足而需要种植修复的病例;具体说如果牙槽骨的高度不足 8mm,就需要做上颌窦底提升术。一般说牙槽骨的高度小于 4mm 时上颌窦底提升术与种植体植入术应分期进行,大于 4mm 可同期进行。

上颌窦底提升术的禁忌证是上颌窦有炎症、囊肿以及上颌窦根治术后。

第四节 种植手术并发症

一、出血

出血包括牙龈切口出血和口底出血。牙龈出血时压迫止血即可。口底出血多因下颌种植体窝洞时钻针穿破舌侧骨板而导致肌肉内血管受损。口底出血可能形成血肿而造成窒息。

处理的方法:可以从口底切开,寻找到出血点后结扎止血。同时引流积血。

二、神经损伤

主要是下牙槽神经的损伤。原因有两个:一是术前对 X 线片误差估计不足导致测量不准;二是手术操作失误。一般在种植体植入后应立即拍 X 线片,如果发现种植体达到下颌神经管上壁时应取出种植体,更换较短的。

第八章　儿童牙病和老年牙病

第一节　儿童牙病

一、儿童牙病概论

（一）儿童牙颌解剖生理特点

儿童期包括新生儿、婴儿、幼儿、学龄前儿童和学龄儿。儿童牙齿包括乳牙和年轻恒牙。下面阐述乳牙和年轻恒牙的解剖生理特点。

1.乳牙解剖生理特点

（1）乳牙解剖形态

1）乳牙为乳白色，光泽度较差。

2）乳牙都比同名恒牙小，数目少，咀嚼功能低下，乳磨牙牙冠的近远中径大于前磨牙牙冠的近远中径。乳牙牙颈部狭窄，颈嵴明显，颈缘曲度小。乳牙邻面为面接触，恒牙为点接触。

3）乳牙髓腔相对较恒牙大，髓角高，根管粗大。

4）乳牙牙根到一定年龄会发生生理性根吸收。

（2）乳牙生理功能

1）促进颌面部和全身生长发育：乳牙的咀嚼功能，不仅可以促进消化，而且可以增进牙周组织的健康和功能，促进颌面部软硬组织和全身的生长发育。

2）诱导恒牙萌出和恒牙列的形成：乳牙对恒牙的萌出具有一定的诱导作用。如第一恒磨牙萌出时，即以第二乳磨牙的远中面为诱导面，向对殆方向萌出。如果乳牙因病早失,可致邻牙移位,间隙变小,恒牙萌出异常,最终产生咬合畸形。

3)咀嚼功能:食物经乳牙切割、撕裂、捣碎、磨细的机械加工,为进一步的化学消化打下了良好的基础。

4)发音功能:乳前牙缺失,对儿童的正确发音(特别是齿音、唇齿音和舌齿音)将会产生一定影响。

5)美观功能:唇红齿白是美观的条件之一,正常的乳牙、牙列、牙槽骨支持颌面部软组织,使唇颊部丰满适度,左右对称,形态正常,表情自然。牙齿损坏严重,常常造成不美观的面容。

2.年轻恒牙解剖生理特点

年轻恒牙是指已萌出,但形态和结构尚未发育完成的恒牙。

(1)因萌出不久,前牙切迹明显,后牙牙尖高锐。

(2)未达咬合平面,无咀嚼功能。从萌出到咬合平面所需时间因牙而异,为1~4年不等。

(3)硬组织薄,矿化差,髓腔大,髓角高。

(4)磨牙远中面可见龈瓣覆盖,牙在不断萌出中,龈缘位置未定,随着牙的萌出而不断退缩,需3~4年才稳定。

(5)根未发育完成。根短,硬组织薄,根管粗大,根尖孔呈喇叭状开口。根发育完成的时间为萌出后2~3年,3~5年后根尖才发育完成。牙髓细胞成分多,纤维成分少,血运丰富,是活髓保存的物质基础。

3.乳、恒牙的鉴别

(1)乳牙为乳白色,恒牙为淡黄色。

(2)乳牙小,恒牙大。乳牙牙冠近远中径大,高度短,牙颈明显缩窄,而恒牙无此特点。

(3)乳牙多有磨损,年轻恒牙无磨损,前牙切迹明显,后牙牙尖高锐。

(4)乳牙较同名恒牙小,无前磨牙,在完整牙列上参考牙齿排列次序可以得到准确判断。

（5）乳前牙牙根舌侧有恒前牙胚,乳磨牙根分叉内有恒前磨牙胚,治疗乳牙时,应考虑此种关系,以免伤及。

4.牙齿萌出顺序

（1）乳牙:乳牙萌出顺序为下颌乳中切牙、上颌乳中切牙、上颌乳侧切牙,下颌乳侧切牙、下颌第一乳磨牙、上颌第一乳磨牙、下颌乳尖牙、上颌乳尖牙、下颌第二乳磨牙、上颌第二乳磨牙。乳牙萌出时间见表8-1。

表 8-1　乳牙萌出时间

牙位	萌出时间（年龄/月）	顺序
乳中切牙	6～8	①
乳侧切牙	10～12	②
第一乳磨牙	12～16	③
乳尖牙	16～22	④
第二乳磨牙	20～30	⑤

（2）恒牙恒牙萌出时间、顺序见表8-2。

表 8-2　上下颌恒牙萌出时间

牙别	上颌牙		下颌牙	
	年龄/月	顺序	年龄/岁	顺序
中切牙	7～8	②	6～7	②
侧切牙	8～9	③	7～8	③
尖牙	9～12	⑤	9～10	④
第一前磨牙	8～12	④	10～12	⑤
第二前磨牙	10～12	⑥	11～12	⑥
第一磨牙	6～7	①	6～7	①
第二磨牙	12～13	⑦	11～13	⑦

5.儿童牙列

牙列的整个发育过程可分为乳牙列、替牙列(混合牙列)和年轻恒牙列。

(1)乳牙列阶段:从乳牙开始萌出到恒牙萌出之前(6个月～6岁)的牙列叫乳牙列。乳牙是幼儿的咀嚼器官,咀嚼可以促进颌骨和牙弓的发育。此阶段乳牙龋病增多,早发现、早治疗是避免继续发展成牙髓病或根尖周病的重要措施,还可防止乳牙早失造成恒牙错𬌗畸形。加强口腔卫生保健的宣传教育,维护好乳牙的健康是非常必要的。乳牙列有生理间隙和末端平面两大特点。

1)乳牙列生理间隙:乳牙列牙与牙之间存在的空隙称为乳牙列间隙。这些间隙属于正常的生理现象,故又叫乳牙列生理间隙,其发生率为$70\%\sim90\%$。

2)乳牙列末端平面:乳牙列末端平面是指上下颌第二乳磨牙远中面彼此相齐。

(2)混合牙列阶段:从恒牙开始萌出到乳牙替换完毕(6～12岁)的牙列叫混合牙列。此阶段口腔内既有乳牙,也有恒牙,是儿童颌骨和牙弓主要生长发育期,又是恒牙𬌗建立的关键时期。预防错𬌗畸形,是这一阶段的重要任务之一。

(3)年轻恒牙列阶段(12～15岁):此阶段全部乳牙已被替换完毕,第三磨牙除外,全部恒牙均已萌出。此时一部分恒牙牙根基本形成,但刚萌出不久的恒牙牙根尚未完全形成,故称为年轻恒牙列。根尖孔完全形成后则称为成年恒牙。刚萌出恒牙髓腔大,但其随年龄增加逐渐缩小。

(二)就诊儿童的行为管理

儿童心理发育尚不成熟,对牙科诊疗有害怕甚至恐惧的行为,这是由儿童心理特点所决定的,因此口腔治疗与保健时如何取得儿童的合作是关键问题。下面针对儿童心理特点,阐述在临床上诊疗儿童牙病时的接诊技巧。

1.儿童口腔诊治过程中的不良心理反应及接诊技术

(1)来儿童牙科就诊的患儿,大多有程度不等的恐惧感,以幼儿期和学龄前期儿童多见,表现为害怕、紧张、哭闹、不愿父母离开、拒绝与医护人员交谈、不愿接受诊疗。因此,针对儿童的恐惧心理,医生应尽可能亲切和蔼,不要过多地指责,而要想法亲近患儿,对患儿的微小进步都要及时给予表扬鼓励。

(2)儿童对家人有明显的依赖感。针对儿童的这种依赖心理,要采取家长回避的方法,使孩子适应和医护人员单独相处接受治疗。

(3)儿童的情绪表现形式,有如下特点:①情绪持续时间短,表现为一时性;②情绪自控力差,表现为强烈的暴发性;③情绪的好恶性强,表现为兴趣性。所以接诊儿童时诊疗时间不要过长,避免因坚持不住而转为不合作。

2.非药物行为管理

(1)演示:针对儿童的思维方式特点,以形象思维为主,在交谈中尽可能用一些儿童喜欢的有亲切感和易理解的语言。如将口镜说成是照牙的小镜子,探针是抓虫子的小钩子,水枪给牙齿洗洗澡。总之就是把牙科专业用语形象化、儿童化。

(2)分散注意力:针对儿童活泼好动的特点,营造适合儿童心理喜好特点的诊疗环境,可以减轻患儿的恐惧心理。如诊室布置趋向家庭化和乐园化。

二、儿童龋病

儿童龋病在临床上患病率较高,是最常见的儿童口腔疾病。其病因和组织病理的改变与成人恒牙龋无显著差异,但儿童处于生长发育阶段,乳牙和恒牙的牙体硬组织结构疏松,致使儿童龋病波及范围更广泛,所以儿童龋病的危害更大。有时儿童深龋伴牙髓炎或根尖周炎,但并无明显的临床症状,医生临床诊治时应特别注意。

（一）乳牙龋病的发病特点和类型

1.乳牙龋病的好发因素

（1）乳牙牙体硬组织薄、矿化度差、硬度低，羟磷灰石晶体小，化学反应活跃,抗酸力弱。

（2）乳牙牙颈部缩窄明显,邻牙为面接触,自洁作用差。大多数乳牙列有生理间隙,细小间隙易嵌塞食物。

（3）儿童进食的食物软、黏稠、含糖量高、易滞留牙面发酵产酸。儿童睡眠时间长,口腔活动少,唾液分泌少,自洁作用差。少数婴儿有夜间就寝前哺乳和衔乳头睡觉的不良习惯,易致奶瓶龋。

2.乳牙龋蚀在临床的发病特点

（1）发病年龄早,患龋率高,7岁左右达高峰。

（2）龋齿多发,龋蚀范围广。牙面多、程度重、残冠残根多。

（3）多为急性龋,进展快,短期内继发牙髓炎、尖周炎,牙冠变成残根、残冠。

（4）继发龋多,龋损不易去净,隔湿困难,洞缘密合度不好。

（5）自觉症状不明显,易延误早期诊治。

3.乳牙龋病的特殊临床类型

（1）环状龋:是指围绕上颌乳前牙牙冠中1/3至颈1/3处环形一圈的特定龋,有时切缘残留少许正常的釉质、牙本质。该病可能与局部釉质钙化低、致龋物易停留、自洁作用差等因素有关。如含奶瓶睡觉,喂夜奶,延长母乳或奶瓶喂养时间,过多喂养含糖饮料等所致。环状龋又被称为奶瓶龋。

（2）猛性龋:猛性龋又叫猖獗龋,是指短期内发生在同一个体多数乳牙,甚至全部乳牙的急性进展型重度龋病。其特点为突然发生、涉及牙位广泛、迅速形成龋洞、早期波及牙髓,且常常发生在不易患龋的牙位和牙面上。该病多发生于喜好食用含糖量高的糖果、糕点或饮料而又不注意口腔卫生的幼儿。

（二）年轻恒牙龋病的发病特点和影响

1.矿化程度低,易患龋

年轻恒牙牙体硬组织矿化程度较成人恒牙釉质差,萌出约 2 年才能完成矿化。另外,年轻恒牙自萌出至达咬合平面前,在牙列上高低不齐,自洁作用差,再加上进餐次数多,儿童喜甜食,所以年轻恒牙易患龋。

2.发病时间早

第一恒磨牙 6 岁就萌出,在口腔中存在的时间最长,年轻恒牙中以第一恒磨牙龋病发生最早,患龋率最高,危害最大。在混合牙列期第一恒磨牙易被误认为乳磨牙而延误治疗。

3.乳牙龋对年轻恒牙的影响

第二乳磨牙远中面龋如果未及时治疗,会导致第一恒磨牙的近中面龋坏。

4.第一恒磨牙多为隐匿性龋

由于发育时形成的特殊结构如釉板结构,该部位矿化程度低,致龋细菌直接在牙体内部形成龋洞,而牙齿表面完整。

5.龋坏发展快,很快继发牙髓炎、尖周炎

由于年轻恒牙的髓腔大,髓角高,牙本质小管粗大,牙体硬组织薄,髓腔离牙面近,矿化程度差,所以龋患很快到达髓腔,继而发展到根尖组织。该病最终导致残冠、残根,对咀嚼功能,颌面骨、软组织的生长发育,正常恒牙咬合建立都造成危害。

（三）儿童龋病的治疗

儿童龋病的诊断方法和诊断要点类似于成人龋病,成人龋病的治疗技术原则上也适用于儿童龋病的治疗,但由于儿童组织结构和解剖生理特点,在具体应用中有一定差异。下面讲述儿童龋病的治疗特点。

1.乳牙龋病的治疗

（1）乳牙龋病治疗的目的和意义　终止龋病发展,保持牙髓的正常活力,避免因龋而引起的并发症,利于乳恒牙的正常交替和正常恒牙咬合

的形成,恢复咀嚼功能,促进颌面部和全身的生长发育。

(2)乳牙龋病治疗的特点

1)患者年龄小,配合性差,操作难度大。

2)受乳牙解剖形态的限制,在预备洞型时,不易达到抗力形和固位形应有的要求,无基釉或充填体易折裂,有可能引起继发龋。

3)乳牙颈部明显收缩,成形片与木楔的使用难以达到理想的要求,影响充填体恢复牙冠的外形。临床牙冠短,使用成形夹困难,容易形成悬突。

4)牙龈乳头位置较高,操作时局部易出血,易造成充填材料或冠粘接材料不密合。

5)生理间隙特点决定不必勉强恢复接触点。

6)乳牙充填后充填体悬突可引起咀嚼疼痛及牙龈和牙周炎。乳牙因髓腔大、髓角高,制洞时易发生意外露髓。

7)牙冠小,高度低,牙体硬组织薄,易折裂而导致充填体脱落。

(3)治疗方法

1)药物疗法:是以药物处理龋坏部位,使病变终止的方法,适用于龋易感儿童治疗后的预防和正常儿童龋病的预防。

操作步骤:去龋、修整外形,干燥隔湿,最后涂药。涂药要有足够的时间,使药液浸润牙面。操作时应反复涂擦2~3min,每周涂1~2次,3周为1个疗程。药过多,结束时应拭去过多的药液,以免损伤黏膜组织。涂药30min内不饮食、不漱口。

常见药物有2%氟化钠液、8%氟化亚锡液、1.23%酸性氟磷酸盐、10%氨硝酸银、38%氟化氨银等溶液。

2)磨除法:用牙钻或砂石磨除表层龋坏组织及锐尖、锐缘并磨光表面,修整外形、预备自洁区,以消除菌斑滞留的环境,终止龋病的发生。该法多与药物疗法联用,适用于大面积广泛的浅龋或不合作的婴幼儿,多用于上颌乳前牙邻面和唇面龋坏。

3)充填术:是指采用手术切割、去净龋损组织,并制成一定的洞形,在保护牙髓的措施下,用材料修复窝洞,以恢复牙冠形态和功能的方法。①在预备洞形时应考虑到乳牙牙体解剖结构的特点,如釉牙本质薄、牙髓腔大、髓角高、牙颈部缩窄等,操作时应注意防止意外穿髓。②去除感染的软化牙本质。③窝洞的消毒一般选用樟脑酚液、麝香草酚酒精和75%的酒精等药物。④乳牙的釉质和牙本质薄,即使已近牙髓的窝洞也不如恒牙深,因此一般都选用对牙髓无刺激的氧化锌丁香油黏固粉做单层垫底。⑤临床上常选用对牙髓刺激小、易于操作、具有释氟作用的修复材料,如玻璃离子黏固粉(GlC)等进行充填。

2.年轻恒牙龋病的治疗

保护与及时治疗年轻恒牙,形成健全的恒牙列是儿童牙科的主要任务之一。第一恒磨牙萌出最早,又常被家长误认为乳牙而不被重视,所以在临床上治疗乳牙的同时,应习惯于检查年轻恒牙有无患龋,并积极治疗。

(1)治疗原则

1)年轻恒牙牙根尖或根尖孔发育尚未完成,而正常生活牙髓是牙根发育完成的根本保证,因此保护牙髓尤为重要。治疗时应熟悉髓腔解剖,防止意外露髓;去净龋蚀后近髓做间接盖髓术;去除深部感染牙本质时,应用挖匙挖除或用球钻在喷水下慢速去除;选用对牙髓无刺激或刺激小的修复材料。

2)牙体硬组织硬度比成熟恒牙差,弹性较低,预备洞形时用不易产生龟裂的金刚砂钻针,减少釉质的裂纹。

3)对覆盖于牙面上的龈瓣,患龋时处理的方案为:①若龋患波及龈瓣下,需切除龈瓣,便于预备洞形,进行充填;②若龋患边缘平齐龈瓣边缘,可以先用玻璃离子水门汀暂时充填,待完全萌出后,再永久充填。

4)年轻恒牙邻接点未固定,存在垂直向和水平向的移动,修复时不强调恢复邻接关系,而应注意以恢复牙冠的解剖形态为目的。

(2)治疗方法

1)再矿化法:适用于早期脱矿但无缺损的釉质龋,治疗方法步骤同恒牙。

2)窝沟封闭术:适用于牙釉质龋,是在点隙窝沟处涂上一层黏结性高分子材料,进而防治龋病。该法操作步骤同恒牙窝沟封闭术。

3)预防性树脂充填术:①该法适用于𬌗面窝沟多处散在小而不连的中龋。如果采用银汞合金修复,则需要切割大量正常牙体硬组织,因此临床提倡采用微创的预防性树脂充填术进行治疗。②方法:去净龋损组织,用复合树脂充填后,其余相邻的深窝沟用封闭剂封闭,这种修复技术称为预防性树脂充填术。在去除窝沟点隙龋的腐质时,先用小球钻钻到龋患的窝沟底部,然后沿窝沟壁进行提拉以去除腐质,洞底覆盖氢氧化钙或玻璃离子水门汀,最后用复合树脂充填并用窝沟封闭剂封闭其余相邻窝沟。这种技术保留了更多的健康牙体组织,是一种治疗年轻恒牙龋效果良好的微创技术。

4)二次去腐修复:①该法适用于年轻恒牙深龋。②方法:治疗分两次完成,首次用挖匙或球钻轻轻将深层感染牙本质大部分去除,保留极近髓的少量感染牙本质,此层细菌侵入少,有再矿化可能。干燥窝洞后,于洞底覆盖氢氧化钙糊剂,氧化锌丁香油水门汀垫底,磷酸锌水门汀暂补,10～12周后再次复诊。如复诊时患牙无症状,检查无异常,X射线片可见软化牙本质透射区密度加大或近髓处有修复性牙本质形成,此时可去除暂时封固物,用挖匙挖去感染牙本质,确认无露髓后,再行间接盖髓术、垫底及永久充填等操作和治疗。

(四)儿童龋病的预防

1.口腔卫生宣教

医生进行临床宣教,家长了解有关龋病的知识,督促儿童积极和医务人员配合,定期进行口腔保健,及时防治。

2.菌斑控制

(1)漱口:儿童要养成进食后即漱口的习惯。

(2)刷牙:家长应为儿童选择合适的儿童保健牙刷、牙膏,培养刷牙习惯。

3.控制糖的摄入

(1)定量:一般 1～2 岁每日 30g,3～5 岁每日 40g,6～8 岁每日 50g 为宜。

(2)定餐:同量的糖,进食次数越多危害越大。让儿童尽量餐时吃糖,两餐之间和晚间不要吃糖,尤其不要持续含糖于口内。吃后立即漱口刷牙,不使牙齿长期处于酸的环境中。

(3)代用糖制品:大力推广使用变形链球菌均不能分解产酸的代用糖制品,例如木醇糖、甘露糖、山梨醇糖、甜菊糖等。

4.增加牙齿抗龋力

可用氟化物处理龋坏部位使病变终止。该法适用于尚未形成缺损的浅龋,龋损面广泛的浅龋或环状龋,不易预备洞形的乳牙龋。

5.窝沟封闭

适用于萌出途中的恒磨牙、萌出后可疑或已患无缺损的釉质龋的恒磨牙。常用的窝沟封闭剂为树脂封闭剂及玻璃离子水门汀。

三、儿童牙髓病和根尖周病

(一)检查和诊断方法

乳牙牙髓病和根尖周病的诊断主要根据病史、临床检查、X 射线检查,并结合临床症状综合判断牙髓病和根尖周病的性质和程度。临床诊断时主要依据以下特点。

1.疼痛

(1)通常有疼痛病史表明牙髓已有炎症或已经坏死,但由于乳牙牙髓感染症状常常不明显,牙髓已有病变或坏死者不一定都有症状。临床上常见到患牙深龋伴牙龈瘘管,患儿却没有疼痛的病史。因此,有无疼痛史不能作为诊断乳牙牙髓病、根尖周病的绝对标准。

(2)对有疼痛史者,疼痛发作的方式、疼痛持续时间、发作时能否定位等有助于临床医师对牙髓感染程度、炎症范围进行判断。

2.叩痛和松动

(1)叩诊检查用力要轻,当患儿分不清是叩诊的震动感还是疼痛感时,可先叩正常牙,在患儿未注意时叩患牙,这样才可得到较确切的反应。当幼小患儿对叩痛不能确切回答或诉说不清时,可观察患儿眼神或表情的改变。

(2)检查牙齿松动度,不要用力过大、过猛。临床上应注意鉴别生理性松动和病理性松动,当乳牙处于生理性根吸收过程或根已大半吸收时,牙齿则可松动。

3.肿胀

(1)由于乳牙牙髓组织疏松,血运丰富,以及乳磨牙髓室底解剖结构特点,乳牙牙髓感染都有可能影响到根尖周组织或根分支部位的牙周组织而引起牙龈局部肿胀或相应部位的颌面部肿胀。

(2)慢性根尖周炎或牙槽脓肿常常在患牙附近留有瘘管孔,由于颊侧骨壁薄,因此瘘管孔多出现在患牙颊侧牙龈黏膜上,检查时需注意。牙龈出现肿胀或瘘管是诊断根尖周病的可靠指标。

4.牙髓活力测试

牙髓活力测试是判断牙髓状况的测试方法,乳牙和年轻恒牙很难得到确切反应,所以乳牙不宜进行牙髓活力测试。

5.X射线检查

(1)X射线检查对牙髓病和根尖周病的诊断和疗效的判断有重要意义,临床上若需评估乳牙牙髓状态可拍根尖片及𬌗翼片。

(2)从乳牙的X射线片中可观察,乳牙牙根是否出现生理性或病理性吸收,恒牙牙胚发育状况,根尖周围组织病变的状况和程度,髓腔内钙化,牙体有无吸收,龋病的深度与髓腔的关系。

(二)临床特征

1.早期症状

多数患牙早期症状轻微,甚至无明显症状。另外,儿童叙述不清楚病情,就诊时病变发展较严重。

2.多为慢性

乳牙龋病发展快,早期就可破坏至髓腔,炎症分泌物能够引流,髓腔压力减小,疼痛不明显。另外乳牙髓腔较大,血运丰富,抗感染能力和防御能力较强,所以表现的炎症过程多为慢性。

3.乳牙慢性牙髓炎可伴根尖周炎

由于根分支处硬组织簿,侧支根管多,牙髓感染易通过这些途径扩散到根分支下方的组织,引起根尖周炎。

4.乳牙根尖周感染扩散迅速

由于牙槽骨疏松,血供丰富,骨皮质薄,根尖感染可迅速达骨膜下,穿破骨膜和黏膜,形成骨膜下和黏膜下脓肿。炎症不易局限化,若持续时间长,又未及时处理,可迅速发展为间隙感染。此外,由于乳牙牙周膜结构疏松,牙周纤维多未成束,根尖周感染还易从龈沟内排脓。

5.牙髓炎易导致牙根吸收

牙髓炎易刺激破骨细胞,使其活性增强,加之乳牙牙根钙化度低,常易引起牙根吸收,给临床治疗带来困难。

（三）治疗

1.治疗目的

消除感染和慢性炎症,减轻疼痛;恢复牙齿功能,保持乳牙列的完整性,以利颌骨和牙弓的发育;延长患牙的保存时间,以发挥乳牙对继承恒牙的引导作用和减少对继承恒牙胚的影响;维持良好的咀嚼功能,提高消化和吸收能力,促进儿童的健康成长。

2.治疗原则

有保存生活牙髓的治疗和不能保存生活牙髓只保存患牙的治疗;乳牙牙髓治疗应力求简便有效,以达到消除感染和炎症的目的,扩大乳牙保留范围,尽力将患牙保存到替换时期。

3.治疗方法

（1）间接牙髓治疗:适用于深龋近髓患牙,没有不可逆性牙髓炎症状或体征,X射线检查无病理性改变。具体治疗方法步骤同恒牙。

(2)直接盖髓术:直接盖髓术在乳牙中的应用十分有限,一般不推荐用于乳牙。具体操作方法步骤同恒牙。

(3)活髓切断术:乳牙的切髓术,依据所用的药物分为两种类型:一种是切除冠髓后在牙髓断面上覆盖盖髓药物保存根髓的活性,并在创面上形成一层硬组织屏障,此类治疗称为活髓切断术;另一种是在局麻下切除冠髓之后,用甲醛甲酚合剂或戊二醛处理牙髓创面并覆盖其糊剂,因断髓后根尖部分牙髓仍有活力,故又称为半失活牙髓切断术。

1)氢氧化钙活髓切断术:治疗操作同恒牙。

2)FC切髓术:是切除冠髓后,将蘸有1:5甲醛甲酚液棉球置断髓面上,使与牙髓组织接触1min,再将FC糊剂覆盖于牙髓断面上1mm厚,轻压使与根髓密切贴合,垫基底,常规修复。如果根管口出血多,也可封FC液棉球,3~7d后同上法处理修复。甲醛甲酚对牙髓组织的作用是在药物与牙髓断面接触区产生凝固性坏死,坏死层下方的牙髓组织有轻度炎症性反应,其根尖部牙髓仍保持活力,临床多用于乳牙切髓术。

3)戊二醛切髓术:2%戊二醛液放置牙髓断面上1min,以固定表面组织,然后将调制好的戊二醛糊剂盖于牙髓断面,用湿棉球轻压使其与根髓密切贴合。以戊二醛做乳牙切髓术,其固定特性更为良好,作用缓慢,刺激性小,术后根髓可保持良好活力,不易发生根管内吸收,故近年来认为戊二醛糊剂更适宜于乳牙牙髓治疗。

(4)乳牙根管治疗术:适用于牙髓坏死或根尖周炎症应保留的乳牙,其方法同恒牙根管治疗术。在治疗时应注意以下几点。

1)根管预备时勿将根管器械超出根尖孔,以免将感染物质推出根尖孔或损伤恒牙胚。由于乳牙根管壁薄,其根管预备不强调根管扩大和成形,去除根管内的感染物质,重点放在根管冲洗和根管消毒。

2)在乳牙的替换中,由于乳牙根的生理性吸收,继承恒牙方可萌出于正常位置上,因此乳牙的根管充填材料仅可采用可吸收的糊剂充填,不影响乳恒牙交替。常用的充填材料包括氧化锌丁香油糊剂,碘仿制剂,氢氧化钙制剂,这些材料均为易被吸收的材料。

3)术前须摄 X 射线片,了解根尖周病变和牙根吸收情况。

4)为了避免损伤乳磨牙根分支下方的继承恒牙胚,不宜对乳磨牙牙龈瘘管进行深度搔刮,可通过根管治疗消除炎症,达到治愈瘘管的目的。

4.年轻恒牙牙髓病、根尖周病的治疗方法

(1)治疗原则:尽力保存活髓组织。如果不能保存全部活髓,也应保存根部活髓;如果不能保存根部活髓,也应保存牙齿,因而要尽可能采用盖髓术或切髓术。恒牙萌出后 2～3 年牙根才达到应有长度,3～5年后根尖才发育完成。年轻恒牙牙髓一旦坏死,牙根则停止发育,牙根短,其末端敞开。因此,对根尖敞开、牙根未发育完全的死髓牙应采用促使根尖继续形成的治疗方法,即根尖诱导成形术。

(2)活髓保存治疗:主要指间接牙髓治疗、直接盖髓术、牙髓切断术。适应证的确定和理想盖髓剂的选择仍是活髓保存治疗存在的主要问题。对年轻恒牙,如果症状轻微,损伤小,去龋露髓后可以试行直接盖髓术。

(3)根尖诱导成形术:见成人恒牙牙髓病和根尖周病治疗术。

四、乳牙及年轻恒牙的拔除

儿童时期,乳牙对颌骨和牙弓的发育,以及对恒牙的萌出和正常排列有重要作用,因此应尽可能避免乳牙的早失,而且还有乳恒牙的交替过程,拔牙问题较为复杂,拔牙指征与成人有相当大的差异。

(一)乳牙的拔除

乳磨牙承担着重要的咀嚼功能,且对颌骨的发育、咀嚼肌的锻炼以及恒牙的正常排列均有较大影响,原则上应尽可能予以保留,特别是乳磨牙和乳尖牙。如果过早拔除,恒牙尚未萌出,不仅咀嚼能力下降,而且缺牙区的邻牙会向缺牙间隙移动,使间隙变小,使以后恒牙异位萌出,影响牙列和咬合以及儿童牙颌系统的发育等。因而,对于龋病或牙髓感染的乳牙,应尽可能通过治疗予以保留,如情况复杂,最好在治疗无效之后再进行拔除。

1.乳牙拔除的适应证

(1)恒牙已开始萌出,而尚未脱落的滞留乳牙应拔除。

(2)对于接近替换期的乳牙通常可以拔除,一般乳牙接近替换的标志是:①乳牙牙根吸收一半或大部分吸收;②继承恒牙牙根已形成一半或大部分形成;③恒牙胚位置已接近乳磨牙根分叉,分叉处牙槽骨极少或已消失,特别是牙囊骨腔硬板已消失。对于乳牙滞留,若 X 射线片显示相应恒牙先天缺失,或恒牙胚异位、阻生,尚不能萌出时,可予以保留。

(3)龋损破坏严重、髓室底穿通难以修复,残根根尖刺破黏膜者,应予拔除。

(4)牙槽脓肿反复发作,疑为病灶引起全身疾病者,应予拔除。

2.乳牙拔除的注意事项

(1)拔牙器械:拔除乳牙一般不必使用牙挺,在拔除残根时也可使用大号挖匙代替根挺。

(2)保护恒牙胚:乳牙牙槽窝一般不进行搔刮,以免损伤下方恒牙胚。如果发生根折,可暂不取出,待以后被吸收或排出龈表面后再行去除。

(3)防止拔除的乳牙吸入呼吸道:对不合作的幼儿,拔牙时应在患牙的舌侧或腭侧垫一纱条或棉条,防止拔出的牙齿滑脱被吸入呼吸道。

(二)年轻恒牙的拔除

1.年轻恒牙拔除的适应证

(1)患牙呈残冠、残根状,牙髓感染,丧失咀嚼功能且无法修复者。

(2)根尖周病变严重,骨质破坏范围大,无法治愈者。

(3)正畸治疗恒牙需要减数拔除。

(4)外伤牙不能保留者。

2.第一恒磨牙拔除

牙冠毁坏严重、修复困难时,常用第二恒磨牙取代第一恒磨牙。为了能使第二恒磨牙自然移位代替第一恒磨牙,第一恒磨牙拔除的时机一般选择在8～10岁。此时,X射线片显示第二恒磨牙的牙冠刚形成,牙胚位置低于第一恒磨牙牙颈线水平,如果第一恒磨牙被拔除,第二恒磨牙牙胚即可近中移位,而后替代第一恒磨牙的位置萌出。

如果拔除过晚,第二恒磨牙牙胚根分支已形成,不能取代第一恒磨牙的位置时,如10岁以后,则应尽可能保守治疗第一磨牙,维持至第二恒磨牙萌出并建立咬合关系后再拔除。

3.儿童时期多生牙的拔除

(1)多生牙又称额外牙,在上颌恒牙区多见,它可以萌出到口腔,也可留在颌骨内。额外牙的存在主要是对恒牙列的发育产生多种病理干扰,例如引起恒牙迟萌、牙间有缝隙、牙齿移位、邻牙扭转或与正常牙融合,或造成含牙囊肿,甚至造成邻牙根吸收。额外牙的形态变化很大,多数呈较小的锥形,少数呈结节状,也有的与正常形态十分相似。多数因它们影响牙列美观而引起家长的注意。额外牙如果能早期发现,应及时拔除。

(2)只有以下情况可以不处理:一种是额外牙埋伏在颌骨内,不产生任何病理变化时可不做处理;如果正常牙已受影响,该额外牙的形态近似正常,且牙根有足够长度,则可保留。

五、儿童牙齿外伤

儿童牙齿外伤是牙齿受到外力所引起的牙体硬组织、牙髓组织和牙周组织的损伤,是儿童时期常见的疾病之一。牙外伤多发生于上颌前牙,乳牙好发于1～3岁,恒牙外伤多发生于学龄期,男孩多于女孩。常见的有牙震荡、牙折断和牙脱位。

X射线拍片是检查牙齿外伤的最重要方法。从X射线片上可以了解牙根发育状况、有无牙根和颌骨折断以及折断部位。另外在临床检查中不可忽视患儿有无颅脑损伤等全身情况。

(一)儿童恒牙外伤

牙震荡、牙折断和牙脱位是牙外伤最多见的几种形式,其临床表现、检查和治疗同成人牙外伤。儿童恒牙外伤通过及时有效治疗,恢复较成人牙齿快,牙齿外伤脱位只要妥善保存,半小时内再植效果良好。

(二)乳牙外伤

乳牙外伤多发生于上前牙,尤其是中切牙。乳牙外伤容易发生牙齿脱位是因为乳牙牙根粗短、牙周组织疏松的缘故。

1.乳牙脱位

乳牙因外伤碰撞致脱离原来位置,乳牙脱位以前牙居多,包括不完全脱位、完全脱位和牙齿嵌入。其临床表现和治疗同恒牙。

2.乳牙折断

乳牙折断多发生于乳前牙,包括牙冠折断和牙根折断。其临床表现和治疗同恒牙。

3.乳牙震荡

患牙表现为松动、叩痛、牙龈沟溢血。乳牙震荡常不做临床治疗,嘱患儿免咬坚硬物 2 周,也可采用降低咬合、局部消炎、随访观察等措施。如果发现牙髓感染的症状,应及时行牙髓治疗。

乳牙外伤后治疗不宜过于保守,因为治疗时患儿难以配合,预期疗效不佳,乳牙外伤后牙根大多很快吸收。乳牙外伤后的并发症是对恒牙的影响,故乳前牙外伤治疗时,若难以达到理想的效果,应尽早拔除。

第二节　老年牙病

随着人类的进步、医疗卫生保健事业和现代科学技术的发展,人的寿命普遍延长,老年人口比例逐年增加,人口老龄化已成为全世界所关注的问题。统计资料表明,我国人口的平均寿命较 20 世纪 40 年代末延长一倍,预测到 2025 年,我国老年人口将占全国人口总数的 20%。

随着老年人口的迅速增长,对老年疾病的研究逐渐受到社会的重视,老年人的口腔保健问题也日益突出的摆在医务工作者面前。老年医学就是为解决这方面的问题而建立的一门综合性、边缘性的学科,其是以研究人类衰老的生理病理变化和防治老年病为主要内容的学科,老年口腔医学是老年医学的一个分支学科。

一、老年人的年龄界定和老年社会

(一)老年社会

一般国际惯例规定,凡 60 岁以上人口占总人口比例超过 10%,65 岁以上人口比例超过 7%,即属于进入老年社会。目前世界上已有 48 个国家进入老龄化国家行列,其中多数为发达国家,如美国、德国、法国、瑞典、日本、新西兰、澳大利亚等。我国人口老龄化的统计资料为至 1999 年末总人口超过 60 岁者已达 1.26 亿,占总人口比重的 10%,表明我国即将进入老龄化国家行列,从 2020~2050 年将进入老龄化高峰期。在世界上我国是人口最多的国家,其中 80% 老年人在农村,也是老龄化速度最快的国家。老年社会的日渐形成,对我国的经济、文化、社会伦理、公共卫生等各方面均具有明显的影响,因之尽早建立适合老年社会的政策、法规和老年病防治措施就显得颇为重要。

(二)老年人的年龄界定

1.老年

从不同的角度对老年人有不同的解释,因此很难简单地对老年下一个定义。从时序角度指成年人受到身体、生理、心理、社会的影响,组织器官走向老化,生理功能趋于衰退,伴或不伴有疾病的阶段。从经济学角度看,老年人只限于从工作岗位退休,尤其是达到正常或法定退休年龄者,但许多人并未终止经济活动,仍然间接地为社会经济服务。就疾病和健康的程度、生理活动度、社会学特征和衰老本身而言,老年人是一个混合的社会群体。

2.期望寿命

期望寿命是该国家及该地区的平均年龄,即不同年龄组在一定时间内(年)平均渴望的生存时间。据报道,我国上海市 1979 年新生儿的期望寿命是 73.87 岁,85 岁老年人平均生存时间为 4.83 年。

3.年龄

通常采用时序年龄和生物学年龄两类表示法。时序年龄是按照出生时间计算的年龄,也称日历年龄,它取决于生存时期的长短,指我们通常使用的实际年龄。而生物学年龄则取决于机体组织器官结构和生理功能老化的程度,生物学年龄由于各器官衰老的进程而个体差异极大。

4.老年的分期

对老年期年龄的界定,因社会环境和经济条件不同,世界各国的尺度不尽相同。在欧美各国大多以 65 岁以上为老年,而我国参考世界卫生组织的资料和国内对老年人解剖生理学研究的资料,规定 60 岁以上为老年,世界卫生组织提出的老年期年龄界定亦为 60 岁。在近年对于老年期人群年龄界定的文献中,基本划分为 50～59 岁为老年前期,60～80 岁以上为老年期,80 岁以上为高龄老人,90 岁以上为长寿老人,100 岁以上为百岁老人。

二、老年牙病

老年牙病的患病率相当高,主要有龋病、牙髓病、根尖周病、牙周组织病和牙缺失。

(一)龋病

1.龋病分布特点:老年人以根面龋(牙骨质龋)、邻面龋多见,其中根面龋是老年人特有的牙病。

2.老年人患龋病率升高的因素

(1)由于牙齿脱落造成咀嚼功能降低,因此选择的食物是一些比较软、富含糖类的高致龋性食物。

（2）由于生理性退变，牙龈萎缩，牙骨质和牙本质外露，牙齿抗龋能力降低。

（3）老年人唾液腺退化，冲洗菌斑的能力降低，也是易形成龋病的一个因素。

（4）牙齿过度磨耗、楔状缺损等常使牙本质暴露。

3.龋病的治疗在遵循制洞基本原则的同时，应结合老年人龋病的特点来设计洞形，既能保证修复质量，又能保留较多的健康牙体组织。当邻面龋坏损及接触点以上并已破坏牙的边缘嵴时，可制成传统的邻𬌗面洞；在接触点以下靠近牙颈部且牙无垂直型食物嵌塞者，根据龋损位置接近颊或舌侧来决定从何方进入，制成局部邻面洞以保留坚硬的边缘嵴和接触点。国外报道，广泛的根面龋用充填术容易失败，在诊断正确的基础上，可去除菌斑并涂氟化物，以阻断龋病继续发展，但龋洞较深时仍需充填治疗。

（二）牙髓病和根尖周病

1.老年人牙髓病及根尖周病的特点

（1）部分老年患者并不一定表现出牙髓或根尖周病变的典型症状或体征，常表现为慢性过程。

（2）老年人的口腔中常有多颗患牙存在，如龋、隐裂、重度磨损、牙周组织病等，临床应通过患者叙述和医生的观察，鉴别确定主诉牙，并制订整个口腔内患牙的治疗方案。

（3）老年人的根尖周病常伴有牙周组织的炎症和破坏，应与单纯牙周组织病相鉴别。

2.老年人牙髓病及根尖周病治疗特点

对老年人牙髓或根尖周病的治疗，仍遵循一般原则。由于老年人多数有缺失牙及牙髓病治疗的经历，知道保留患牙的重要性，往往不愿意拔牙，应尽量为患者保留患牙。在确定治疗方案前，应向患者或其家属说明病情，解释治疗过程，以获得他们的理解。尤其对高龄患者，应尽量缩短治疗时间及复诊次数。由于老年人的牙髓组织代谢能力降低,一般不宜采用活髓保存术,应尽量采取去髓术或根管治疗术来提高远期疗效。

(三)牙周组织病

1.老年人牙周组织病的特点

(1)牙周组织病随着年龄的增长而不断增加。

(2)慢性牙周组织病具有隐匿性的特点,易被忽视。

(3)改善口腔卫生状况可使老年人牙龈炎明显下降。

(4)由于口腔保健工作的不断完善,老年人保存牙数逐渐增加,因此患牙周组织病的概率亦增加。

2.老年人牙周组织病治疗的特点

对老年牙周组织病患者首先应进行口腔卫生指导,使其建立良好的口腔卫生习惯。治疗仍以控制菌斑、去除病变组织、恢复牙周组织健康为原则。年龄不是老年牙周手术的禁忌因素,但复杂的牙周治疗需要综合考虑患者健康状况、心理因素及经济条件等。老年人与青年人的牙周手术步骤并无明显的区别,为了将患者的不适和术后并发症减小至最低程度,手术应尽可能减少损伤。对年龄过大、健康状况不佳者,则以保守治疗为主,使患者不痛并维持牙齿的功能状态。总之,老年人的牙周组织病若治疗有效、预后较好,牙周健康可继续维持。

(四)牙缺失

各种原因造成的老年患者牙列缺损、牙列缺失在我国十分普遍,无牙颌曾经是老年化的标志。老年人牙缺失需进行义齿修复时,首先要制订一个详细、全面的修复治疗计划;保护基牙,尽可能地利用患者的残根、残冠;获取准确的颌间垂直距离;义齿固位较差时,可考虑行牙槽嵴加高术或采用种植义齿修复等。

三、老年牙病与全身健康的关系

重视老年人的生活质量比单纯延长寿命更有价值,而老年人生活质量的提高可通过他们的口腔卫生状况及口腔功能得以明显改善来反映。不良的口腔卫生习惯和慢性牙病常引起全身疾患。随着年龄的增长,老年人的咀嚼功能逐渐减退,可导致消化功能障碍及营养摄取不足,对老年人的身心健康造成极大危害。牙病引起的口腔颌面部感染、细菌性心内膜炎、虹膜睫状体炎、风湿性关节炎、肾脏疾病等口腔病灶感染也时有发生。因此,应重视口腔疾病与全身健康的关系,以提高老年人的生活质量。

四、老年牙病的研究内容和口腔健康标准

研究表明,在我国龋病、牙周组织病以及牙列缺损或缺失是影响老年人口腔健康的三大主要疾病,应加强口腔健康教育的宣传力度,使口腔疾病防患于未然。

(一)老年牙病的研究内容

1.衰老的生物学、衰老的生理学。

2.细胞免疫和衰老。

3.骨、牙齿、口腔黏膜、牙周组织和涎腺的衰老改变。

4.衰老的心理学及行为科学。

5.环境和社会对衰老的影响。

6.老年人的全身健康状况和口腔疾病及其与治疗的关系。

7.老年人的口腔健康与营养的关系。

(二)老年人口腔健康的标准

世界卫生组织推荐的 65 岁以上老年人的口腔健康标准包括以下几个方面内容。

1.牙缺失在 10 个以内。

2.牙患龋和充填在 12 个以内。

3.功能牙有 20 个。

4.患者的主观感觉。

(1)对影响美观缺失牙的修复满意。

(2)无疼痛症状。

（3）无不可接受的牙石。

（4）无不可接受的实质性异常。

（5）牙齿颌关系在功能和美观上都能接受。

（三）口腔健康教育对老年人的重要性

对老年人进行口腔健康教育的主要内容包括口腔卫生与全身健康的关系、口腔疾病与全身性疾病的相关性、生活习惯与口腔健康的关系等。

1.口腔卫生与全身健康的关系

口腔牙颌器官为人体消化系统的门户,健全的牙齿和颌骨结构能发挥咀嚼消化食物的功能,有助于营养物质在胃肠道中进一步的消化和吸收,维持机体的健康。口腔卫生是维护牙齿、牙龈和口腔黏膜健康的主要措施,坚持日常的口腔卫生习惯,减少牙菌斑对牙齿和牙周组织的侵袭,减少刺激口腔黏膜的因素,防止口腔疾病对全身的影响。

2.口腔疾病与全身性疾病的相关性

随着年龄增长,老年人患慢性全身性疾病的概率增加,其中有些疾病与口腔疾病密切相关,胰岛素依赖性的糖尿病患者常患牙周炎,糖尿病患者抗感染的能力降低,更易加重牙周炎的发展,迄今尚没有证据表明糖尿病能引发牙周组织病,但糖尿病是牙周组织病发病的危险因素之一。有风湿性心脏病或有人工瓣膜植入的心脏病患者中,牙周炎可引起亚急性细菌性心内膜炎。近年也有牙周炎与急性心肌梗死或慢性冠心病相关的研究报道。

3.生活习惯与口腔健康的关系

吸烟、嗜酒为人们生活中最普通的嗜好,吸烟频率较多者口腔卫生均较差,牙石较多,牙龈炎普遍,到老年这两种嗜好对于口腔健康以及全身健康影响更为明显。与早期癌症相关的黏膜红斑在吸烟或嗜酒的人群中也较多见,因此,劝告老年人戒除不良的烟酒嗜好,对维护口腔和全身健康均有积极作用。

(四)老年人的口腔护理

在对老年人普及口腔健康教育的同时还应授以口腔护理的具体方法,使他们了解怎样操作才能维护口腔健康。老年人口腔护理内容包括牙齿和牙周的护理、口腔黏膜的护理、义齿的护理、合理的营养等诸多方面。

1.牙齿和牙周的护理

在老年人牙冠上多见磨损,磨损的牙冠变短,牙尖或变平或有些牙尖过陡,牙面釉质变薄或缺如,因牙本质暴露而对温度、化学刺激过敏,过陡的牙尖对舌体刺激而使舌黏膜溃疡。两牙邻接面的磨平而致食物嵌塞,牙龈退缩,因此对牙本质过敏的磨损牙应定期接受脱敏治疗。尽早磨改过陡的牙尖,缓解咬合创伤和舌黏膜刺激。引起牙髓病或根尖周病的患牙,均应进行牙髓治疗。根面龋是老年人特有的龋病类型,根龋所在的根面牙骨质层板样的结构,使根龋往往环绕牙颈根部蔓延,不易修复。因此,定期口腔检查是尽早发现根龋、尽早预防根龋的保障。牙龈退缩、牙槽嵴吸收,使老年人的牙间隙增宽,暴露的牙根面上极易形成食物残渣的堆集和菌斑附着。为防止牙周炎发展和根龋的发生,使用含氟牙膏并掌握正确的刷牙方法,选用适合老年人的软毛牙刷为保护牙齿和牙周的有效措施,牙医应对老年人进行这方面的口腔卫生指导和训练。

2.口腔黏膜的护理

老龄化使口腔黏膜的上皮组织变薄,弹性减退,唾液分泌少而使口腔黏膜湿润度不足,这些生理的变化,均使黏膜易受细菌感染或创伤,因此老年人口腔黏膜的护理原则即为消除刺激因素。戒烟酒嗜好,磨改过锐的牙尖,拔去残冠、残根,拆去不良修复体,包括牙体上的不良修复体和牙列上设计不合理的义齿等都对口腔卫生护理有较实际的意义。

3.义齿的护理

当牙列缺损后,配戴义齿以恢复咀嚼、语言、美观等生理功能,对义齿的护理同等于对天然牙齿和牙周的护理。首先,为老年人设计的义齿应易于摘戴和易于清洁,每餐进食后清洗义齿,晚间睡前把义齿洗刷干净,浸在冷水杯中,翌晨戴上。对于无独立自理能力的老年人,此项日常维护工作应由家属或养老院的卫生员帮助施行。当因配戴义齿时间较久,口腔组织与义齿之间不贴合时,应进行必要的修理或制作。

五、老年牙病治疗设计的意义和要求

(一)老年牙病治疗设计的意义

1.随着人们生活水平的提高,老年人的寿命普遍延长。根据期望寿命和生物学年龄,应对老年人口腔疾病的治疗做出短期计划和长期计划。

2.有人预测,今后口腔门诊对老年患者的服务将占其全部工作量的一半,表明老年人口腔疾病的发生率相当高。由于老年患者牙病治疗较复杂,故常需口腔内科、外科、修复科及预防科协同设计治疗方案,即为每个患者制订一个与其相应的最佳治疗计划。

3.对于老年人而言,由于他们多数经历过拔牙,更能清楚地认识到失牙对于他们生活的影响,因此,他们的口腔健康意识增强,合作性也增强,希望医生对他们的口腔疾病设计出最佳方案,并会积极配合医生进行治疗。

(二)老年牙病治疗设计的要求

1.对口腔医师而言,必须掌握老年口腔医学的知识和技能,做到诊断正确、设计周密、治疗认真、效果最佳。

2.应了解患者的全身健康状态及口腔局部治疗情况。在确定治疗方案之前,医生与患者应建立并维持良好的交流,向患者或其家属说明病情,解释治疗过程,征得患者或其家属的认同。

3.对于高龄患者,应尽量缩短治疗时间,减少治疗次数。

4.应了解患者的期望寿命,判断患者的生物学年龄,制订出短期治疗和长期治疗的计划。

5.对患者的各种要求应尽可能满足,在解决患者主要症状的同时,应考虑恢复牙齿的功能及美观要求,不能因为患者的年龄增大而有所忽视。

(三)老年牙病治疗的原则

通过患者的主诉、病史、症状及体征,必要时借助.X 射线检查和各种测试,可做出临床诊断。治疗时则应先解决患者的主要症状,如牙齿疼痛、牙龈出血、牙齿松动、咀嚼不适、口干或颞下颌关节紊乱综合征等。治疗要遵循先诊断、后治疗,先拔牙、后修复的原则。在制订治疗计划时,应考虑局部对症治疗与全身治疗相结合的原则。治疗计划既要求简单,又能解决主要症状。

(四)老年牙病治疗的注意事项

1.老年人应受到社会的尊重,尽可能为其提供方便和照顾。

2.应详细了解老年患者的全身状况,必要时请有关医生会诊,确保患者的安全。

3.问诊时应态度和蔼、语言亲切,耐心解释病情及治疗方案,征得患者同意,检查、诊治时操作应轻柔,尽量采用简单有效的治疗方法,缩短就诊时间,减少就诊次数。

4.治疗时既要恢复患牙的功能,又要注意美观,以满足老年患者的心理需求。

5.在诊疗过程中,应重视对老年患者进行口腔卫生宣教。

6.对行动不便的老年患者,应进行家庭治疗,有条件的医院可成立老年口腔门诊或开设老年口腔医院。

参 考 文 献

1.李晓箐,张凌琳.口腔医学临床前技能训练.北京:人民卫生出版社,2013

2.攀明文.2015口腔医学新进展.北京:人民卫生出版社,2015

3.文玲英,吴礼安.实用儿童口腔医学.北京:人民军医出版社,2015

4.周曾同.口腔内科学.北京:世界图书出版社,2012

5.沈国芳,房兵.正颌外科学.浙江:浙江科学技术出版社,2012

6.王翰章,郑谦.口腔颌面外科学.北京:科学技术文献出版社,2010

7.陈扬熙.口腔正畸学—基础、技术与临床.北京:人民卫生出版社,2012

8.宫苹,梁星,陈安玉口腔种植学.北京:科学技术文献出版社,2011

9.宿玉成.口腔种植学.北京:人民卫生出版社,2014

10.胡开进.口腔外科门诊手术操作规范.北京:人民卫生出版社,2013

11.陈永进.口腔全科医师临床操作手册.北京:人民卫生出版社,2012

12.马净植.口腔疾病诊疗指南(第3版).北京:科学出版社,2015

13.胡静.正颌外科学.北京:人民卫生出版社,2010

14.胡砚平,万前程.口腔颌面外科学.北京:人民卫生出版社,2015

15.李祖兵.口腔颌面创伤外科学.北京:人民卫生出版社,2011